对症艾灸百病消

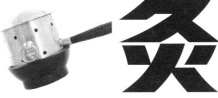

王祥云·主编

U0391124

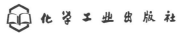
化学工业出版社
·北京·

编写人员名单

主　　编：王祥云

编写人员：王艳娥　马　田　徐　菁　王　彤　周　帅　王丽娟　陈　晨
　　　　　赵瑞利　马诗凝　王立刚　王　丹　王自伟　牟书未　郑江丽
　　　　　黄双燕　李　娜　柳志强　刘翠英　李　萌　李　宏　张荣荣
　　　　　马东玉　邵晗茹　刘听听　庄殿武　孙雪松　田　晰　韩　旭
　　　　　崔　月　吴金红

摄　　影：卢燕飞　李佳宁　史雪东　吴金红　刘　可　吕海光　曹晓龙

绘　　画：孙海建　杨立国　陈禄阳　邱佳丰　张海月　王会民　孙志军

模　　特：高若曦　李媛媛　刘　鹏　倪艳芳　唐新雨

图书在版编目（CIP）数据

对症艾灸百病消／王祥云主编．— 北京：
化学工业出版社，2017.1（2020.10 重印）
ISBN 978-7-122-28647-5

Ⅰ．①对…　Ⅱ．①王…　Ⅲ．①艾灸－中医治疗法
Ⅳ．① R245.81

中国版本图书馆 CIP 数据核字（2016）第 304509 号

责任编辑：邱飞婵　　　　　　　　　　装帧设计：央美阳光
责任校对：边　涛　　　　　　　　　　封面设计：史利平

出版发行：化学工业出版社
　　　　　（北京市东城区青年湖南街 13 号　邮政编码 100011）
印　　装：天津图文方嘉印刷有限公司
710mm×1000mm　1/16　印张 15　　字数 244 千字
2020 年 10 月北京第 1 版第 3 次印刷

购书咨询：010-64518888
售后服务：010-64518899
网　　址：http：//www.cip.com.cn
凡购买本书，如有缺损质量问题，本社销售中心负责调换。

定　价：39.80 元

前言

　　艾灸疗法在我国已经有数千年的历史，应用十分广泛。《灵枢·经脉》上说："针所不为，灸之所宜。"针、灸、药各有其特点，但也有其局限性，而灸法的作用在于弥补针、药之所不及，艾灸疗法对于使用针、药等方法治疗无疗效或者效果不显著的时候，常会有效果乃至神效，这恰恰如明朝时期的名医李延在《医学入门》中所说："凡病药之不及，针之不到，必须灸之"。艾灸作为一种简单实用、绿色无副作用的保健疗法，安全舒适而无痛苦，即使不懂医术、穴位的人也能够遵方按法使用，所以，艾灸现在越来越受到百姓的喜爱，在保养中更是受到历代医家、养生家的青睐。

　　现代科学研究发现，艾叶含有多种药物成分和强烈的挥发物质，燃烧的时候药力可以透入人体或者被人体所吸收。艾灸可以提高脏腑功能，促进新陈代谢，对心血管、呼吸、消化、神经、内分泌、泌尿生殖等系统的功能有明显的调整作用。若长时间坚持艾灸，不仅可以治病，还能强身健体，美容驻颜，延年益寿。由于艾灸借助火力，药力透达快，可以直接作用于病表，因此常见的急病、传染病都可以使用，慢性病使用的疗效更好，特别是对不宜或者不方便服药的幼儿以及昏迷等症状，作用更加明显。

　　为了让更多的人更好地了解掌握艾灸保健方法，我们特别编写了此书，以供广大读者参考。本书阐述了灸法的基本知识和基本技术，重点介绍了各种灸法、常见病症以及美容保健灸法，同时配以大量的图解直观详细地介绍了艾灸操作的具体方法、穴位的取法，一目了然，文字通俗易懂，读者可按图操作，达到祛病除疾患、恢复健康的目的。

　　我们仅以所知呈现给读者，难免有不足之处，希望读者不吝赐教，但愿此书能成为您的好帮手。

编者

2017年10月

目录

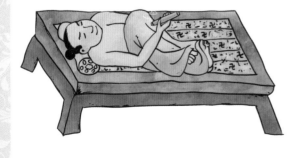

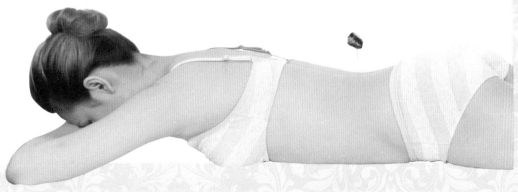

✳ 第五章

艾灸治疗妇科、男科常见疾病 / 151

✳ 第六章

艾灸治疗儿科常见疾病 / 179

✳ 第七章

艾灸美容瘦身疗法 / 191

✳ 第八章

艾灸保健疗法 / 205

✳ 附　录

常用治疗腧穴 / 217

第一章　认识艾灸

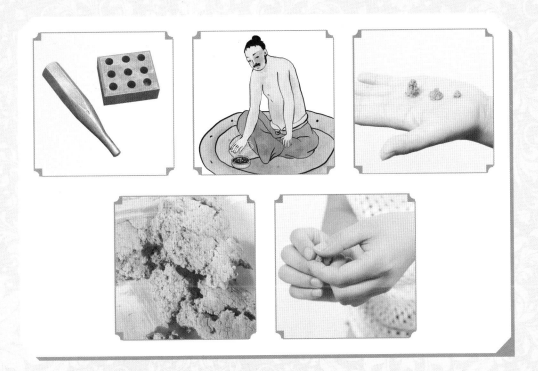

艾灸的起源与发展

艾灸治疗是中医学最为古老的灸法，关于灸法的起源还缺少一些确实的材料，但大多数学者认为，灸法的出现不会晚于原始社会。根据近代考古学证明，灸法产生于火的发现与应用之后。古人在用火过程中，可能因偶然的不慎灼伤，却使身体另一部分的疼痛减轻或者痊愈，多次重复体验，古人便主动以灼烧之法来治疗一些病痛，逐渐产生灸法。

"灸"在《说文解字》中解释为"灼也"，即为火灼之意。关于灸法的最早记录可以追溯到春秋战国时期，1973年湖南长沙马王堆三号汉墓出土的帛书《足臂十一脉灸经》、《阴阳十一脉灸经》，是关于灸法最早的医典。

古人用灼烧之法治病

《黄帝内经》中曾提到"针所不为，灸之所宜"，又提到"灸者亦从北方"，都说明灸法在我国至少有上千年的历史。

灸法适合于外感病、内伤病、脏病、寒热病、痈疽、癫狂等，是我国古代治疗疾病的主要手段，尤其对乳腺炎、前列腺炎、肩周炎、盆腔炎、颈椎病、糖尿病等有特效。

另外，艾灸具有养生保健作用，用灸法治疗疾病，延年益寿，在我国已经有几千年的历史。随着社会的发展，灸法逐渐成为治疗疾病的手段，得到了极大的丰富和发扬。现在，灸法不仅是传统中医的治疗手段，也成为人们养生保健的方法。

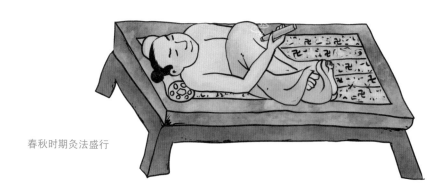

春秋时期灸法盛行

▶ 艾灸材料

艾

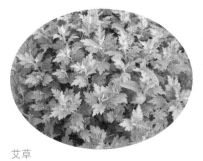

艾草

艾是多年生草本植物，在我国各地均有生长，古时以蕲州产者为佳，有"蕲艾"之称，每年农历四五月份间为采收期，当叶盛花未开时采收。采时将艾叶摘下或连枝割下，晒干或阴干后备用。

艾在春天抽茎生长，茎直立，高60～120厘米，具有白色细软毛，上部有分枝。茎中部的叶呈卵状三角形或椭圆形，有柄，羽状分裂，裂片椭圆形至椭圆状披针形，边缘具有不规则的锯齿，表面深绿色，有腺点和极细的白色软毛，背面布有灰白色绒毛，7～10月开花。瘦果呈椭圆形。

艾叶

艾叶

艾叶形态

艾叶为艾的干燥叶，全国大部分地区多有生产。原植物生于荒地林缘。喜温暖湿润气候，耐旱、耐阴，以土层深厚肥沃、富含腐殖质的壤土最宜生长。艾叶有芳香型气味。

艾叶以叶厚、色青、背面灰白色、绒毛多、香气浓郁者为佳。

艾叶性能

艾叶气味芳香，经过加工可以制成细软的艾绒，可搓捏成大小不同的艾炷，易于燃烧，热力温和，穿透力较强，能直达体表深部。艾产地较广，便于采集，价格低廉，从古至今，得到广泛应用。

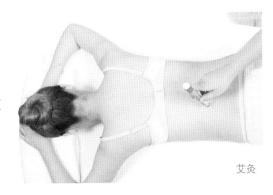

艾灸

艾叶的选购

艾叶主要有两种，一种为蕲艾，另一种为野艾。蕲艾多产于江北，叶宽而厚，绒毛多，可以制出优质艾绒。李时珍在其著作中曾指出："艾叶自成化以来，则以蕲州者为胜，用充方物，天下重之，谓之蕲艾。"野艾江南较多，绒质较硬，其艾香亦不如蕲艾，为劣质绒。艾的采集有着严格的时间限制。

每年阴历的五月中旬，是艾叶生长将成熟的时期，其叶新鲜肥厚，叶纤维已形成，此时采集的艾绒富有弹性，绒长而柔韧，是优良的艾绒。

另外，需要提醒的是，发霉或者腐烂的艾叶不宜使用，艾叶存放的时间越长久越好。

艾绒

艾绒的制备

艾绒的传统制备方法是每年的农历四五月间，采集新鲜肥厚的艾叶，放在日光下曝晒干燥，然后放在石臼中，用木杵捣碎，筛去杂梗，再晒、再捣、再筛，这样反复多次，就成为淡黄色洁净细软的艾绒。

艾绒按加工（捣筛）程度不同，有粗、细之分。粗绒多用作艾条或间接灸，细（精）绒则常用作着肤灸。

艾绒的选购

艾绒的质量，以无杂质、柔软且容易团聚、干燥者为佳，以含杂质、生硬不易团聚、湿润者为劣。劣质艾绒燃烧时容易发生爆裂，散发火花。

新制的艾绒含有的挥发油较多，燃烧快，火力强，烟雾大，艾灸时易脱落且容易灼伤皮肤，常让患者无法忍受，故以陈久的艾绒为佳品。

挑选艾绒其实很简单，主要看纯度，艾绒的纯度越高，颜色越偏向金黄色，杂质越少。

艾制品在药店均可买到。

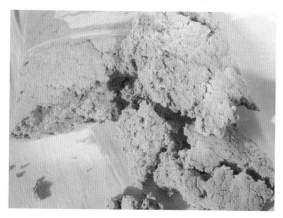

艾绒

❧ 艾绒的贮藏

艾绒具有吸水性，容易受潮，平常应放在密封干燥的容器，置于阴凉处保存，并在每年天气晴朗时多次曝晒，防止潮湿、霉烂或虫蛀，否则影响燃烧与效用。艾绒使用3年以上的陈艾最佳。

艾绒制品

艾炷

艾炷就是将纯净的艾绒用手搓捏成圆锥体，常用于艾炷灸。施灸的时候，每次燃尽1个艾炷，就称为1壮。

❧ 艾炷的大小

艾炷有大小之分，一般分为小、中、大三种。小艾炷似麦粒大小，可直接放在穴位和病变的局部，着肤灸用；中艾炷如黄豆大小，一般用于腹部与腰背部，常用作间接灸；大艾炷如半截橄榄大小，多用于胸腹和腰背部，大艾炷高约1厘米，炷底直径约1厘米，可燃烧3～5分钟，艾炷无论其大小，其高度都与它的底面直径大体相等。

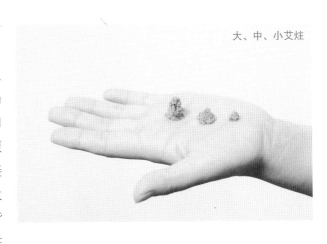

大、中、小艾炷

施用艾炷的大小，应该根据病情和施灸部位而定。

❧ 艾炷的制作

手工制作

◆ 小艾炷制作方法：将艾绒搓成大小适合的艾团，夹在左手拇指、示指指腹之间，示指要在上，拇指要在下，再用右手拇指、示指将艾团向内向左挤压，即可将圆形艾团压缩成上尖下平之三棱形艾炷，可以根据需要随时制作，十分方便。

◆ 中、大艾炷制作方法：将艾绒放在平板上，用拇指、示指、中指三指一边捏一边旋转，将艾绒捏成圆锥形。操作的时候，搓捏要结实，放置平稳，燃烧的时候火力由弱到强，患者易于耐受，并且容易燃烧而且不容易爆。

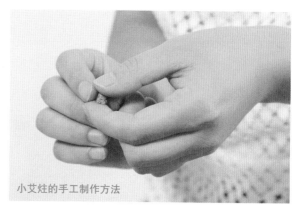

小艾炷的手工制作方法

艾炷器制作

艾炷器多用有机玻璃或者塑料制成，外观呈长方体，上排列有圆锥形空洞，操作的时候，将艾绒填入洞孔，压紧后，用细铁丝从底面小孔顶出即可。

用艾炷器制作出来的艾炷，艾绒要结实，大小一致，更适合应用。

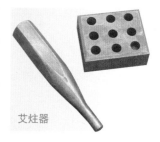

艾炷器

艾条

艾条又叫做艾卷，是用艾绒卷成的圆柱形长条，根据内含药物又可以分为单纯艾卷和药艾灸。一般长20厘米，直径1.5厘米，因为使用简单，不容易起泡，所以使用广泛，患者还能自我进行灸治。

◢ 单纯艾卷

将艾绒放在柔软坚韧的桑皮纸上，不加任何药物，像卷香烟一样卷制。卷得要松紧适中，太紧则不容易燃烧，太松施灸的时候容易掉火星。规格为长20厘米、直径1.5厘米的圆柱，越紧越好，用胶水或糨糊封口即成。

◢ 药物灸

取艾绒放在3层厚绵纸上，加入药末6克，按照上面的方法卷紧，胶水封口即成，规格如单纯艾卷。

药物灸主要包括用药艾条、太乙针、雷火针三种，常用的药艾灸取肉桂、干姜、木香、独活、细辛、白芷、苍术等，研成细末，将药末放入艾绒中，每支艾条加入药末6克，制作方法同艾条。

第二章　艾灸疗法

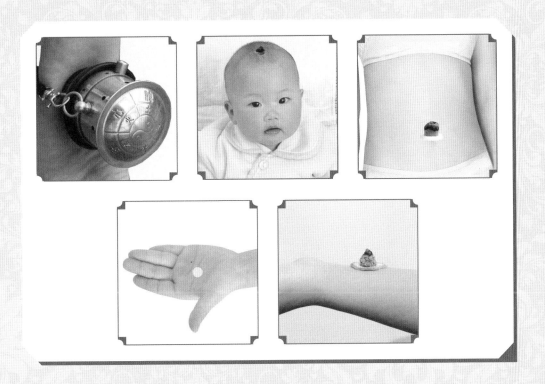

艾炷灸法

着肤灸

着肤灸又叫明灸、着肉灸，是将大小适宜的艾炷直接放在皮肤上施灸的方法。为了防止艾炷倾倒，可以先在皮肤上涂一点蒜汁、清水或者酒精。

着肤灸可根据程度不同分为瘢痕灸和无瘢痕灸两种。如果施灸时需将皮肤烧伤后化脓，愈后留有瘢痕，则称为瘢痕灸；若不使皮肤化脓，不留瘢痕者，称为无瘢痕灸。

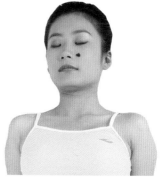

着肤灸

瘢痕灸

瘢痕灸又称为化脓灸，是指将黄豆大或枣核大的艾炷直接放置在穴位上施灸，灸治皮肤起泡，并且灸治后的皮肤留下永久性瘢痕，所以在近代其应用已不是十分普遍。临床只用于治疗一些顽固性疾病，如哮喘等。

【体位选择】

患者的体位和取穴与灸治的关系很重要，需要特别注意体位的平正与舒适，一般四肢和胸腹部取仰卧位或坐位，背部取坐位或者俯卧位。选择好体位后，再在施灸部位上正确点穴，点穴可用圆棒蘸甲紫（龙胆紫）或墨笔做

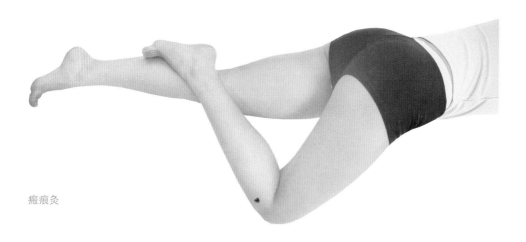

瘢痕灸

标记。

【方 法】

01 摆正体位，选好穴位，先在穴位上涂抹蒜汁或者凡士林，立即将艾炷放上，用线香点燃艾炷。

02 当艾炷全部燃尽，艾火自熄，除去灰烬，再重新放置艾炷。每次灸完，涂抹蒜汁1次。

03 施灸过程中，如果患者无法忍受灸治疼痛，这个时候可以在穴位上用手轻轻拍打，以减少疼痛。一般只有在第1壮时最痛，以后各壮就可忍受。

04 灸治完毕后，在施灸的穴位上贴敷膏药，可以每天换帖1次，药疮约45天愈合，留下永久瘢痕。疮面宜用盐水棉球揩净，避免污染，防止并发其他炎症。正常的无菌性化脓，脓色较淡，多为白色。若感染细菌而化脓，则脓色黄绿。

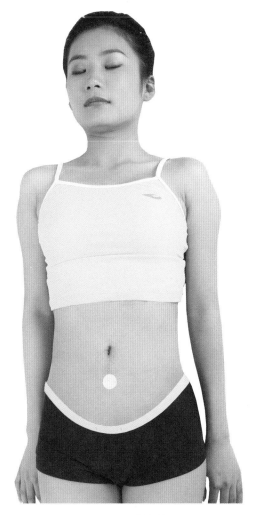

在施灸穴位上贴敷膏药

【操作提示】

如果灸疮干燥，无分泌物渗出，古时称之为"灸疮不发"，往往不容易收到效果。这个时候可食用一些补血的食物，促进灸疮的正常透发。

【临床应用】

此法适用于哮喘、肺结核、癫痫、溃疡和发育障碍等，对高血压病和脑卒中也有较好的预防作用。

【注意事项】

施灸后不能饮茶，恐解火气；不要立刻吃东西，恐滞经气，须少停一二时。忌食生冷瓜果，忌劳累。

无瘢痕灸

无瘢痕灸又称为非化脓灸，是指将麦粒大小的小艾炷直接放在穴位上进行灸治，灸后皮肤不起泡，没有瘢痕。因艾炷小，刺激较强，效果好，没有瘢痕，所以在临床应用较多。

【方 法】

01 选择适当的穴位，在所选的穴位上涂凡士林，快速放上麦粒大小的艾炷。

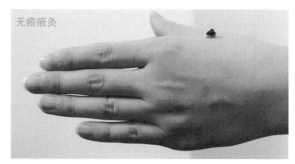

无瘢痕灸

02 用线香点燃艾炷，待艾炷燃烧至皮肤，患者感觉皮肤有轻微的灼痛，就立即将艾火压灭，再放第2壮。可待其燃尽，有清脆的爆炸声，除去灰烬，再放第2壮。如果想要减轻疼痛，可以拍打穴位的周围，若灸后皮肤呈黄褐色，可以涂抹冰片油防止水疱。

03 根据情况可灸治3~7壮，如果第2次仍然放在原处应用，效果会大减，应略移动距离，但不应超出太远。

【操作提示】

此法的时间较短，约为20秒，一般以不烫伤皮肤为准，即使起泡也在2~3日内结痂脱落，不留瘢痕。

【临床应用】

此法适合于一般慢性虚寒性疾病，如哮喘、眩晕、慢性腹泻以及皮肤疣等。

【注意事项】

对于昏迷、感觉神经麻痹等患者以及小儿患者，应该密切注意施灸温度，避免烧伤。

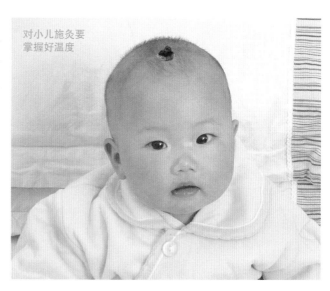

对小儿施灸要掌握好温度

隔物灸

隔物灸又称间接灸法、间隔灸，即在艾炷与皮肤之间隔垫上某种物品而施灸的一种方法。这样既可以避免灸伤皮肤而致化脓，还可以借间隔物的药力和艾的特性发挥协调作用，从而取得更大的治疗效果。该法种类较多，被广泛应用于内科、外科、儿科、皮肤科等各科疾病的治疗，且都有较好的疗效。

隔物灸有隔姜灸、隔蒜灸、隔盐灸、隔附子灸等方法，现介绍如下。

隔姜灸

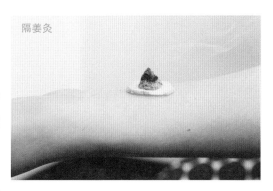

隔姜灸

【方 法】

将鲜生姜切成直径2～3厘米、厚0.2～0.3厘米的薄片，用针在中间穿刺数孔，上置艾炷放在应灸的穴位上，点燃放在姜片中心的大、中艾炷施灸。一般施灸5～10壮，以局部皮肤潮红湿润为度。施灸过程中，假如患者无法忍受，可将姜片提起，或者缓慢移动姜片，旋即放下，再进行灸治，反复进行。

【临床应用】

此法适用于一切外感表证和虚寒症状，有温中、祛寒、止呕、解表作用，对感冒、呕吐、腹痛、泄泻、遗精、风寒湿痹等疗效较好。

隔蒜灸

隔蒜灸即用蒜作间隔物而施灸的一种灸法，临床上有隔蒜片灸和隔蒜泥灸。

【方 法】

01 隔蒜片灸：用新鲜独头大蒜切成厚0.1～0.3厘米的蒜片，用针扎孔数个，放在施灸部位上，上面放置艾炷点燃施灸。每次需要更换蒜片，继续施灸。

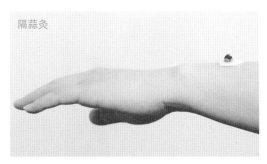

隔蒜灸

02 隔蒜泥灸：取新鲜大蒜适量，捣成泥状，放在穴位或者患处，上面放置艾炷进行施灸。

此两种隔蒜灸法，每穴每次宜灸足7壮，以灸处泛红为度。

【操作提示】

古书上记载，治疗痈疽疮毒的时候，可以不用拘泥于壮数，"痛者灸之不痛，不痛者灸之痛时方佳"。认为痈疽疮毒初发的时候可以使之消散，化脓未溃者可以加快化脓速度，缩小化脓范围。

【临床应用】

本法有消肿、拔毒、散结、止痛的作用，适合于治疗痈、疽、疮、疖、肺结核、腹中积块及蛇蝎毒虫所伤等病症。

🌿隔盐灸

【方法】

取纯净干燥的食盐填敷于脐部，使其与脐平，上面放置艾炷施灸，如果患者有灼痛，即更换艾炷，也可以在盐上放置姜片再施灸，以防止食盐受火爆起而致伤，一般灸5~9壮。

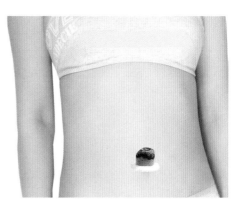

隔盐灸

【操作提示】

如果患者有灼痛时，可以提起姜片，保留余热至燃完一炷。一般可灸3~7壮。急性病可以多次施灸，不限制壮数。

【临床应用】

本法常用于治疗急性寒性腹痛、吐泻、痢疾、淋病、中风脱证等。

🌿隔附子灸

隔附子灸是用附子作为间隔物而施灸的一种灸法，临床上有隔附子片灸与隔附子饼灸两种。

【方法】

01 隔附子片灸：取熟附子用水浸透后，切成厚0.3~0.5厘米的薄片，中间用细针穿刺数孔，放在穴位或者患处，上面放置艾炷点燃施灸。

02 隔附子饼灸：将附子切细研末，以黄酒调和做饼，大小适度，厚0.4厘米，中间用针扎孔，置穴位上，再以大艾炷点燃施灸，附子饼干焦后再换新饼，以灸至肌肤内温热、局部肌肤红晕为度。日灸1次。

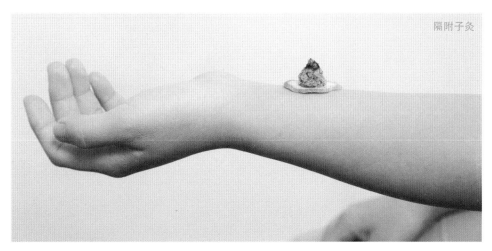

隔附子灸

【临床应用】

附子性味辛温大热，有温肾壮阳的作用，与艾灸并用，用于各种阳虚证，如阳痿、早泄、遗精、疮疡久溃不敛等症。

此外，还有隔葱灸、隔豆豉饼灸、隔黄土灸、隔蛴螬灸、隔胡椒灸、隔巴豆灸等。

隔胡椒灸

【方　法】

取白胡椒研末，加适量白面粉，用水调和制成币状圆饼，厚约0.3厘米，中央按成凹陷，内置药末适量，将凹陷填平，上面置艾炷灸之。

【临床应用】

此法可用于治疗风寒湿痹痛以及局部麻木不仁等。

艾条灸法

艾条灸又称为艾卷灸，就是用桑皮纸包裹艾绒卷成圆筒形的艾卷，也就是艾条，将一端点燃，对准穴位或者患处施灸的一种办法。艾条灸法最早见于明代朱权的《寿域神方》卷三，记载："用纸实卷艾，以纸隔之，点穴于隔纸上，用力按之，待腹内觉热，汗出即差。"

艾条灸可以分为悬起灸、实按灸两类。

悬起灸

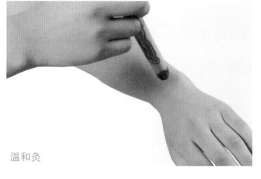

温和灸

悬起灸按操作方法可以分为温和灸、回旋灸、雀啄灸3种。

❧ 温和灸

【方 法】

点燃艾卷，对准灸治的部位或者患处，距离皮肤2～3厘米进行熏烤，以患者局部有温热舒适感为宜，一般每穴灸10～15分钟，至皮肤红晕为度。

【操作提示】

假如患者昏厥或者局部感觉迟钝，术者可将示指和中指放在施灸部位的两侧，这样术者可用手指来检测患者局部受热程度，以便随时调节施灸距离，掌握施灸时间，防止烫伤。

【临床应用】

此法适用于一切灸法主治病症。

❧ 回旋灸

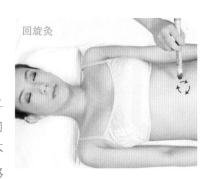

回旋灸

【方 法】

施灸的时候，点燃艾卷，悬于施灸部位上方约3厘米高处，艾卷在施灸部位上左右方向移动或反复旋转施灸，使得皮肤有温热感而不至于灼痛。一般每个穴位灸治20～30分钟，移动范围在3厘米左右。

【临床应用】

本法适用于风湿痛、神经性麻痹以及皮肤病。

❧ 雀啄灸

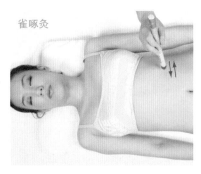

雀啄灸

【方 法】

将艾卷点燃的一端对准穴位，类似小雀啄米一般一起一落，忽远忽近地施灸，一般可灸治5分钟左右。

【临床应用】

多用于治疗小儿疾病或者急救晕厥等，此法热感较强，应该防止烫伤皮肤。

实按灸

实按灸即将药艾卷点燃后，垫上纸和布，趁热按到穴位上，使得热气透达深部的一种施灸方法。

根据临床需要的不同，可以分为雷火神针、太乙神针、百发神针等。之所以称为"针"，是因为操作时，将药艾条实按在穴位上，犹如针刺故名。

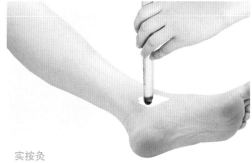

实按灸

【方 法】

操作的时候，在施灸部位铺上6～7层绵纸或布，将艾条点燃，对准穴位直按其上，稍停1～2秒，使热气透达深部；若艾火熄灭，可再点再按，每次每穴按灸5～7下，至皮肤红晕为度。

【临床应用】

适用于风寒湿痹、痿证及虚寒证。

艾灸的其他灸法

温针灸

温针灸又称为温针法、烧针尾、传热灸、针柄灸，具有温通经脉、行气活血的作用。

【方 法】

先将毫针刺入腧穴，行补泻手法，将毫针留在适当深度，取约2厘米长艾卷一节，套在针柄上，从下端点燃，直到艾条点燃，待针柄冷却后出针，也可以艾绒代替艾卷施灸。每次每穴可施灸3～5壮，施灸完毕后再将针取出。

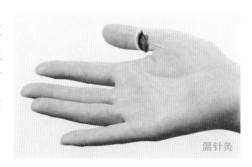

温针灸

【临床应用】

此法可用于灸治各种常见病以及灸法保健。但在施灸中应注意防止灰火脱落后烧伤皮肤，可以在艾绒下方垫一纸片。

温灸器灸

温灸器是一种专门用于施灸的器具，用温灸器施灸的方法称为温灸器灸。该灸法可以较长时间地连续给患者以舒适温热的刺激，且使用方便，尤其对小儿及惧怕灸刺者此法最适宜。

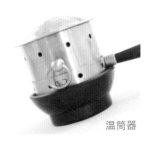

温筒器

温筒器灸

温筒器的式样较多，多是底部有数十个小孔，内有小筒一个，可以装艾绒和药物施灸。

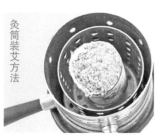

灸筒装艾方法

灸筒由内筒、外筒两个相套而成，均用2~5毫米厚度的铁片或铜片制成。

【方法】

01 将艾绒装入内筒，然后用手指轻按艾绒，不要按实。

02 将内筒装入外筒，用火点燃艾绒，不要见火苗，放置室外，等灸筒底面触之烫手、烟少时，盖上顶盖，可以施灸，但要注意，预燃不足则施灸时艾火易灭，过度则艾火不易持久。

03 将灸筒隔几层布置于腧穴上，让患者感到舒适为度。

04 多在下次施灸的时候再将筒内灸灰倒出。

【临床应用】

本病适用于风寒湿痹、腹痛、腹泻、腹胀等。

【注意事项】

要注意防止头晕、口干、乏力等，出现症状时可以减少灸量。温灸时如果觉得过热，可以增加隔布层数，如果觉得太热，

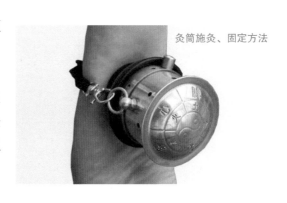

灸筒施灸、固定方法

也可用布罩在灸筒上，如此进入的空气减少，热度就可以下降。不热时则减少隔布，或将顶盖敞开片刻，但不可将筒倾倒。

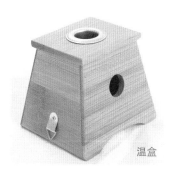

温盒

温盒灸

温盒灸是用一种特制的盒形木制灸具，内装艾卷固定在一个部位而施灸的方法，温盒按其规格分大、中、小3种。

【温盒的制作方法】

取不同规格的模板，厚约0.5厘米，制成长方形木盒，下面不安底，上面制作一个可随时取下的盖，与盒之外径大小相同，在盒内中下部安铁窗纱一块，距底边3～4厘米。

【方　法】

施灸时，把温盒放于施灸部位的中央，点燃艾卷后，对准穴位,将其固定在温盒内夹片上，盖好盖即可。每次灸15～30分钟，并可一次灸治多穴，每次可灸15～30分钟。

【临床应用】

此法适用于较大面积的灸治，尤其适用于腰、背、臀、腹部等处。

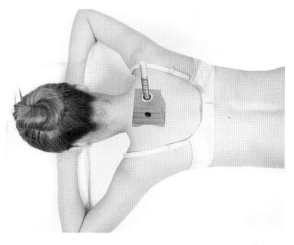

温盒灸

非艾灸法

凡用艾绒以外的物品作为施灸材料的，称为非艾灸法。

天灸法

天灸法，又称发泡疗法，是一种借助药物对穴位的刺激，使局部皮肤发红充血，甚至起泡，以激发经络、调整气血而防治疾病的方法。治疗方法主要有以下几种。

蒜泥灸

将大蒜捣成泥状，取3～5克贴敷在穴位上，敷灸1～3个小时，以局部皮肤发痒、发赤或者起泡为度，如敷涌泉治疗咯血等，敷合谷可以治疗扁桃体炎等。

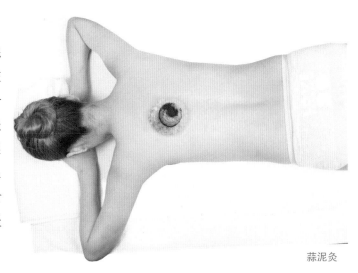

蒜泥灸

白芥子灸

将白芥子适量研成细末，用水调和成糊状，贴敷在腧穴或者患处，敷以油纸，胶布固定，一般可用于治疗关节痹痛、口眼歪斜，或者配合其他药物治疗哮喘。

灯火灸

灯火灸又称为灯草灸，是用灯心草蘸油点燃后快速按在穴位上进行熨烫的方法，主要分为两种。

明灯爆灸

取灯心草1根，长约10厘米，蘸植物油并且使之浸渍，点燃灯心草之后，以快速的动作对准施灸部位直接点触于穴位上爆灸，一触即离去，并听到爆响"叭"的一声，即为成功，此为1壮，此法灸后局部皮肤稍微灼伤，偶然会引起小水疱，3～4天后水疱会自然消失，此法适用证较为广泛。

阴灯灼灸

阴灯灼灸又称阴灯灸或者熄灯火。取灯心草1～2根，长约10厘米，将灯心草蘸植物油点燃约半分钟即吹灭灯火，停约半分钟，等灯心草温度稍降，利用灯火余烬点于治疗穴上烧灼之，一触即起为1壮，每穴可以雀啄般地灼灸1～3壮。本法较安全可靠，无灼伤之弊，并且疗效好，适于各种急慢性疾病。

第三章 艾灸注意事项和禁忌

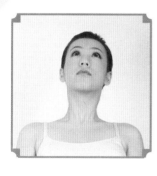
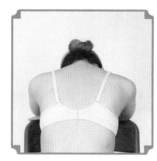
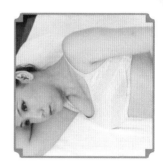
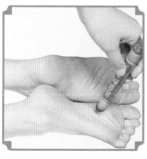
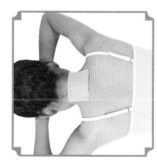

施灸顺序

一般先灸上部，后灸下部；先灸背部，后灸腹部；先灸头部，后灸四肢；先上后下；先少后多，但在特殊的情况下，可以灵活运用。

施灸体位

坐位

仰靠坐位，适用于头面、颈前和上胸部的穴位；俯伏坐位，适用于头顶、后项和背部的穴位。

卧位

仰卧位，适用于胸腹部之任脉、足三阴经、阳明经为主的穴位；俯卧位，适用于背腰部之督脉、太阳经为主的穴位；侧卧位，适用于侧身部之少阳经为主的穴位。

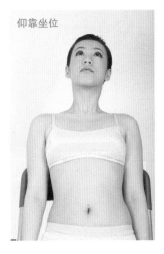

仰靠坐位

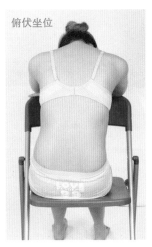

俯伏坐位

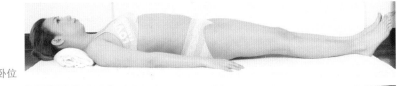

仰卧位

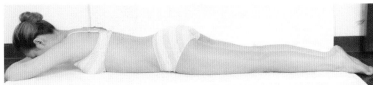

俯卧位

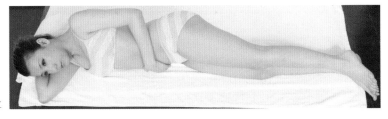

侧卧位

施灸时间

艾灸时间，可在3～5分钟，最长为10～15分钟。通常，健身灸时间可略短，病后康复施灸的时间可略长；春、夏两季，施灸时间宜短，秋冬季宜长；四肢、胸部施灸时间宜短，腹、背部宜长，老人、妇女、儿童施灸时间宜短，青壮年则时间可略长。

施灸后，局部皮肤出现微红灼热属正常现象，无需处理，很快即可自行消失。

施灸禁忌与注意事项

禁忌证

01 禁灸病症：无论外感或阴虚内热证，凡脉象数疾者禁灸；高热、抽搐或极度衰竭、形瘦骨弱者，亦不宜灸治。

02 禁灸部位：心脏虚里处、大血管处、皮薄肌少筋肉积聚部位，妊娠期妇女下腹部以及腰骶部，睾丸、乳头、阴部不可灸。颜面部不宜施用着肤灸。关节活动处不宜施用瘢痕灸。

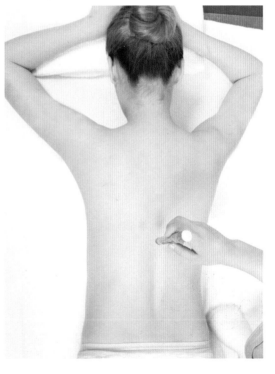

注意事项

施术者应严肃认真，专心致志，精心操作。施灸前应对患者说明施灸要求，消除恐惧心理。若需瘢痕灸，必须先征得患者同意。应处理好灸疮，防止感染。根据患者的体质和病症施灸，取穴要准，灸穴勿过多，热力应充足，火力宜均匀，切勿乱灸、暴灸。灸治中，晕灸者罕见。若一旦发生晕灸，则应按晕针处理方法进行急救。

施灸过程中，应防止艾火烧伤衣物、被褥等。施灸完毕，必须将艾条或艾炷熄灭，以防止发生火灾。对于昏迷、反应迟钝或局部感觉消失的患者，应注意勿灸过量，避免烧烫伤。

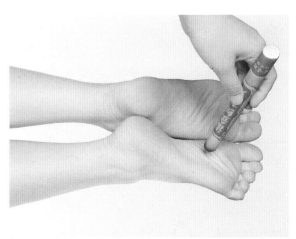

水疱处理

若出现水疱，小者可自行吸收，大者可用消毒毫针刺破放出水液，再涂以甲紫（龙胆紫），并以消毒纱布包敷。

瘢痕灸后，可在局部盖以消毒敷料，以防止摩擦，预防感染，保护痂皮。若并发感染，灸疮有黄绿色脓液或有渗血现象，可用消炎药膏或玉红膏涂敷。

如用瘢痕灸者，在灸疮化脓期间，要注意适当休息，加强营养，保持局部清洁，并且用敷料保护灸疮，以防止感染，待其自然愈合。

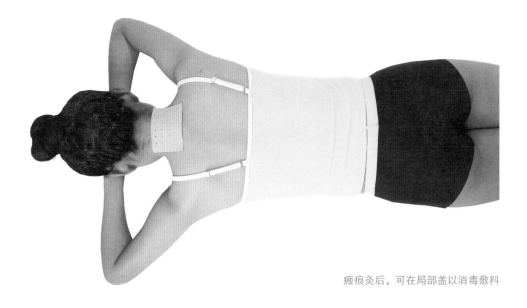

瘢痕灸后，可在局部盖以消毒敷料

第四章 艾灸治疗常见病症

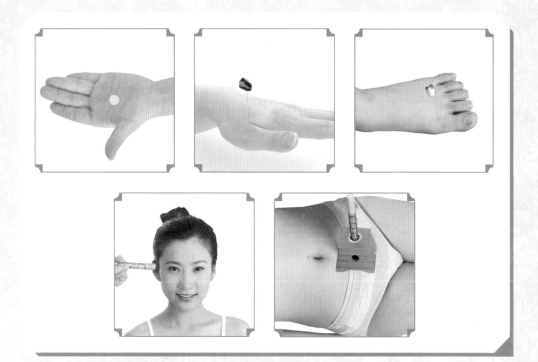

01 咳嗽

咳嗽是人体清除呼吸道内的分泌物或异物的保护性呼吸反射动作。

临床表现

　　风寒咳嗽　风寒咳嗽是因风寒侵袭所致，多见于冬春两季。其表现为痰多色稀白，呈泡沫状，喉间有痰声，易咳出，且伴有头痛、鼻塞、流清涕等，患者常觉会有胸闷，有时需深呼吸来补充氧气，严重者还会出现气喘。

　　风热咳嗽　风热犯肺所致，以春秋多见。其表现为痰色黄稠，量少，干咳无痰或者咳痰不爽，咽干疼痛，声音嘶哑，口渴，经常伴有发热、头痛、头晕等症状。

治疗方法

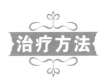
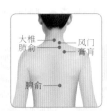
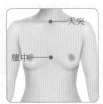

实按灸▶

　　选穴　大椎、风门、肺俞、天突、膻中。

　　方法　每次选2~3个穴位进行操作，操作的时候，在施灸部位铺上6~7层绵纸或布，将艾条点燃，对准穴位按上，稍微停1~2秒，使得热气达到身体内部，以皮肤出现红晕为度。此法多在缓解期进行，每次每穴灸5~6壮，隔日1次，3次为1个疗程。

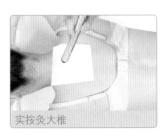
实按灸大椎

温和灸▶

　　选穴　肺俞、膏肓、脾俞、膻中。

　　方法　术者站在患者身旁，将艾条点燃对准施灸的穴位，在距离皮肤2~3厘米处进行熏烤，以局部有温热感而无灼痛为度。每次灸治10~15分钟，5次为1个疗程。

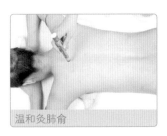
温和灸肺俞

支气管扩张症

02

支气管扩张症是常见的慢性支气管化脓性疾病，一般继发于呼吸道感染和支气管阻塞，由于支气管管壁被破坏而形成管腔扩张。

临床表现

支气管扩张症病程多呈慢性变化，可在任何年龄发生。起病可追溯到幼年患过麻疹、百日咳等病，病症在若干年后才会出现。

本病的典型症状为慢性咳嗽、咳大量脓痰和反复咯血。咳痰在晨起、傍晚和就寝的时候最多，咳痰通畅的时候，患者自感轻松；痰液引流不畅，则感胸闷，全身症状亦明显加重。大多数患者常有咯血，但程度不同。

治疗方法

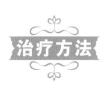
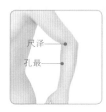
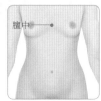
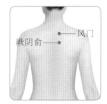

❀隔蒜灸▶

选穴 孔最、尺泽、膻中、风门、厥阴俞。

方法 将独头大蒜横切成约0.3厘米的薄片，用针扎孔数个，放在患处或施灸穴位上，将大、中艾炷点燃放在蒜片中心施灸，每施灸3～5壮，须更换新蒜片，继续灸治。每穴每次宜灸足5壮，以灸处泛红为度。每日1次。

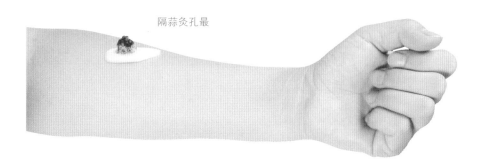

隔蒜灸孔最

感冒

03

感冒又称伤风，是由病毒或者病菌引起的急性上呼吸道炎症。感冒可一年四季常发，但以春冬为多。假如在一个时期内流行，且症状相似，称为流行性感冒。

临床表现

其临床表现主要是恶寒（恶风）、发热（体温一般不超过39℃）、鼻塞、流涕、喷嚏、声重、头痛、咽痛、咳嗽、全身酸痛、乏力、食欲缺乏等。

治疗方法

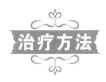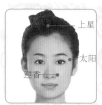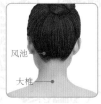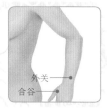

❀ 温和灸▶

选穴　风池、太阳、上星、迎香、合谷、外关。

方法　取适宜体位，术者站在患者一旁，点燃艾条对准穴位，距离皮肤2～3厘米处进行熏烤，使得患者局部有温热感而无灼痛感为宜。每次灸治10～15分钟，灸至患者感觉舒服为宜，以局部皮肤潮红为度，每日灸1～2次。

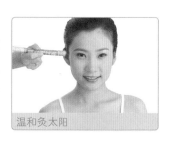
温和灸太阳

❀ 回旋灸▶

选穴　大椎、风池、合谷、外关。

方法　点燃艾条，悬于施灸部位上方约3厘米高处。艾条在施灸部位左右往返移动，或反复旋转进行灸治，使皮肤有温热感而不至于灼痛。每次每个穴位施灸10～15分钟，每日灸治1次。

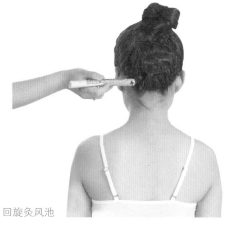
回旋灸风池

支气管哮喘

04

支气管哮喘是一种以发作性胸闷咳嗽、大多呈典型呼吸性困难伴哮鸣音为临床特征的常见慢性病。

临床表现

其症状有咳嗽、喘息、呼吸困难、胸闷、咳痰等，典型症状为发作性伴有哮鸣音的呼气性呼吸困难。哮喘症状可在数分钟内发作，经数小时至数天，用支气管扩张药或自行缓解。早期或轻症患者多数以发作性咳嗽和胸闷为主要表现，严重者干咳或咳大量白色泡沫痰，甚至出现发绀等。

治疗方法

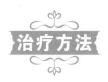
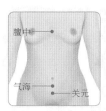
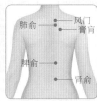
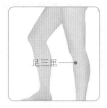

◉ 温和灸 ▶

选穴　风门、肺俞、膏肓、脾俞、肾俞、足三里、气海、关元。

方法　每次选用3~5个穴位，取适宜体位，术者站在患者一旁，点燃艾条对准穴位，距离皮肤2~3厘米，进行熏烤，使得患者局部有温热感而无灼痛感为宜。每次灸治10~15分钟，以局部皮肤潮红为度。每日灸1次，连续灸治3~6个月，适用于缓解期的治疗。

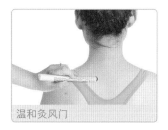

温和灸风门

◉ 瘢痕灸 ▶

选穴　膻中、肺俞、膏肓。

方法　患者取适宜体位，用碘酒消毒后，将枣核大小的艾炷放在穴位上，着肤灸3壮，外贴膏药，3天后开始换药，每天换药1次。根据病情可使化脓7~10天，若需停止化脓，可不贴膏药，局部涂甲紫溶液，灸疮即可结痂愈合。适用于缓解期的治疗。

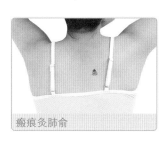

瘢痕灸肺俞

05 肺结核

肺结核是一种传染病，是由结核杆菌引起的慢性肺部感染，以咳嗽、胸痛、咯血、潮热、盗汗、血沉增速为主要特征。

临床表现

全身症状　患者伴有发热（多为38℃以下），常感到手脚心燥热、面颊潮红，同时伴有疲乏、盗汗、食欲缺乏，女患者可能会有月经不调甚至闭经。

呼吸道症状　一般有干咳或有少量黏液。伴继发感染时，痰呈黏液性或脓性。约1/3患者有不同程度的咯血。当炎症波及壁层胸膜时，相应胸壁有刺痛，一般并不剧烈，随呼吸和咳嗽而加重。慢性重症肺结核，呼吸功能减慢，出现呼吸困难。

治疗方法

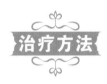
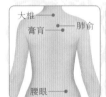
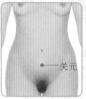
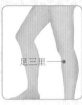
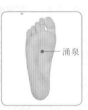

❀ 隔姜灸 ▶

选穴　肺俞、膏肓、大椎、关元、足三里、涌泉、腰眼。

方法　将鲜姜切成厚3毫米的片，然后用针扎孔若干，放在要施灸的穴位上，将艾炷点燃放在生姜片中心进行施灸。如患者有灼痛感，可将姜片提起稍后再灸治。如此反复，以局部出现潮红为度。每次选用1～3个穴位，每个穴位每次灸治3～10壮，每日或者隔1天灸治1次，10次为1个疗程，疗程间可以间隔1周。

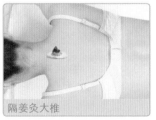
隔姜灸大椎

❀ 阴灯灼灸 ▶

选穴　肺俞、膏肓、足三里。

方法　取灯心草2根，长度约为10厘米，将灯心草蘸植物油点燃约半分钟后即吹灭灯火，停约30秒，待灯火温度稍降，利用灯火余烬点于穴位上灼灸之，一触即为1壮，每次可以灼灸1～3壮。每日可施灸1次，15天为1个疗程。

胸膜炎

06

胸膜炎是由感染性炎症(结核性、化脓性、寄生虫性、真菌性等)、肿瘤、变态反应性疾病、胶原病等引起的胸腔疾病。

临床表现

结核性干性胸膜炎　发病急，轻或中度发热，病侧有针刺样痛，干咳，呼吸运动受限，呼吸音低，可听到胸膜摩擦音。

结核性渗出性胸膜炎　多急性发病，有中、高度发热，畏寒，盗汗，虚弱，全身不适，干咳，胸痛，出现积液后胸痛消失。大量积液可引起呼吸困难、发绀、纵隔及心脏移向健侧。

癌性胸膜炎　本病由胸内或者胸外肿瘤，直接侵犯或转移到胸膜所致淋巴系统循环障碍而聚集成胸水。一般为血性液体，多无发热，有胸闷或者进行性呼吸困难。胸液中可找到肿瘤细胞。

弥漫性恶性胸膜间皮瘤　表现为剧烈胸痛、咳嗽、进行性气短，伴体重减轻、发热，胸部扩张受限。

类风湿胸膜炎　多见于男性，表现为咳嗽、胸痛、活动后气急、关节痛和杵状指，或无明显症状而在常规X线检查时发现。

治疗方法

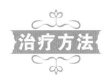
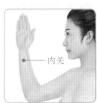
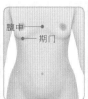
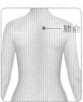
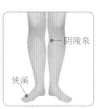

❋温和灸▶

选穴　肺俞、内关、膻中、期门、阴陵泉、侠溪。

方法　取适宜体位，术者站在患者一旁，点燃艾条对准穴位，距离皮肤2～3厘米，进行熏烤，使得患者局部有温热感而无灼痛感为宜。每次每穴灸治10～15分钟，灸至患者感觉舒服为宜，局部皮肤潮红为度。每日灸1次。

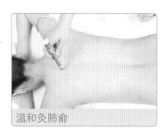
温和灸肺俞

肺炎

肺炎是指由细菌或病毒引起的急性肺部发炎，也常是普通感冒等上呼吸道感染或水痘等传染病的一种并发症。

临床表现

细菌性肺炎　发病前常有上呼吸道感染，起病较急，体温在数小时内可上升到39～40℃。胸部有刺痛感，随着呼吸和咳嗽加剧，咳铁锈色痰或少量脓痰。

病毒性肺炎　起病缓慢，头痛、乏力、酸痛、咳嗽、干咳或咳少量黏痰。典型的流感症状，12～36小时内呼吸增快，进行性呼吸困难，可发生呼吸衰竭及休克。

支原体肺炎　开始时类似流感，全身不适，咽喉肿痛，随着病症加重，出现阵发性咳嗽。本病发展较为缓慢，急性症状一般持续1～2小时，随即恢复。

真菌性肺炎　本病类似急性肺炎，发热畏寒，咳痰时有白色的黏液，有酵母的臭味，有时候会出现咯血、气促等症状。

治疗方法

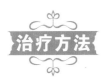

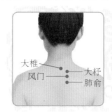

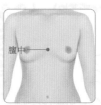

温和灸▶

选穴　大椎、大杼、肺俞。

方法　患者取俯卧位。术者立于患者身侧，将艾条的一端点燃，对准应灸的腧穴部位，距离皮肤2～3厘米，进行熏烤，使患者局部有温热感而无灼痛为宜。每穴灸5～10分钟。

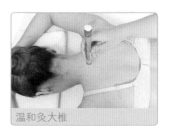

温和灸大椎

雀啄灸▶

选穴　风门、肺俞、膻中。

方法　置点燃的艾条于穴位上约3厘米高处，艾条一起一落，忽近忽远上下移动，如鸟雀啄食样。一般每穴灸5分钟。此法热感较强，注意防止烧伤皮肤。

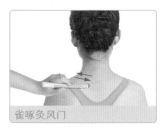

雀啄灸风门

08 胆绞痛

胆绞痛是由于胆囊或胆管内结石移动，造成胆囊管或胆总管的暂时性梗阻而引起的绞痛。

临床表现

胆绞痛患者突然发病，出现右上腹部疼痛或上腹疼痛，轻重不一，重者疼痛难忍，痛得打滚，呻吟不止，面色苍白伴大汗，多为间歇性绞痛，也可为持续性痛，疼痛可向右肩或左上背部放射，常伴恶心和呕吐。

治疗方法

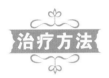
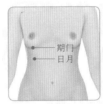
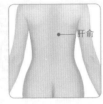
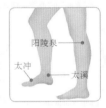

◎ 雀啄灸 ▶

选穴 太冲、日月、阳陵泉、期门、太溪、肝俞。

方法 置点燃的艾条于穴位上约3厘米高处，艾条一起一落，忽近忽远上下移动，如雀啄食样。一般每穴灸10～15分钟，每日灸1次，10次为1个疗程，疗程间休息3天。此法热感较强，注意防止烧伤皮肤。

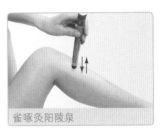

雀啄灸阳陵泉

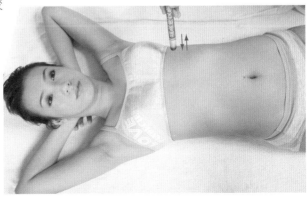

雀啄灸期门

急性胃肠炎

急性胃肠炎是由多种原因，如细菌、病毒感染、毒素、化学品作用等引起的胃肠道急性、弥漫性炎症。

临床表现

本病主要表现为恶心、呕吐、腹痛、腹泻、发热等，严重者可导致脱水、电解质紊乱、休克等。患者多是先恶心、呕吐，继而腹泻，每日3~5次甚至数十次不等，大便多呈水样，深黄色或带绿色，恶臭，可伴有腹部绞痛、发热、全身酸痛等症状。

治疗方法

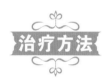
大肠俞

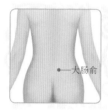
中脘
天枢 —
神阙
气海
关元

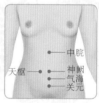
足三里 —

❀ 温和灸▶

选穴 大肠俞、中脘、天枢、关元、神阙、足三里。

方法 取适宜体位，术者站在患者一旁，点燃艾条对准穴位，距离皮肤2~3厘米，进行熏烤，使得患者局部有温热感而无灼痛感为宜。每次灸治10分钟，灸至患者感觉舒服为宜，局部皮肤潮红为度。每日灸1次，若连续灸治4次症状无改善者，可改用其他方法。

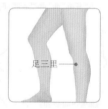

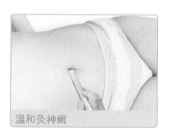
温和灸神阙

❀ 温盒灸▶

选穴 中脘、天枢、神阙、气海、关元。

方法 把温灸盒安放于应灸部位的中央，点燃艾卷后，置铁纱上，盖上盒盖。每次可灸15~30分钟。

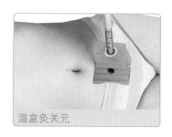
温盒灸关元

消化性溃疡

消化性溃疡主要指发生于胃和十二指肠的慢性溃疡，是一种多发病、常见病。溃疡的形成有各种因素，其中酸性胃液对黏膜的消化作用是溃疡形成的基本因素，因此得名。

临床表现

上腹部反复性疼痛，可持续几天、几周或更长，全年均可以发作，常在餐后1小时内发生，1～2小时内缓解，伴有唾液增多、烧心、反胃、嗳酸等症状。

治疗方法

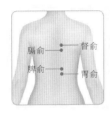

膈俞　督俞
脾俞　胃俞

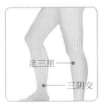

足三里
三阴交

温和灸▶

选穴　足三里、三阴交、胃俞。

方法　患者取适宜体位，术者立于患者身侧，将艾条的一端点燃，对准应灸的腧穴部位，距离皮肤2～3厘米，进行熏烤，使患者局部有温热感而无灼痛为宜。每穴灸15～20分钟，灸至以患者感觉舒适为宜，局部皮肤潮红为度。每日灸1～2次。

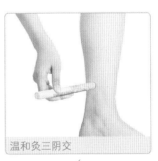

温和灸三阴交

隔姜灸▶

选穴　督俞、膈俞、脾俞。

方法　将鲜生姜切成厚约0.3厘米的片，用针扎孔数个，置施灸穴位上，将大、中艾炷点燃放在姜片中心施灸。若患者有灼痛感可将姜片提起，使之离开皮肤片刻，旋即放下，再行灸治，反复进行，以局部皮肤潮红湿润为度。一般每穴每次施灸5～7壮，每日灸1～2次。

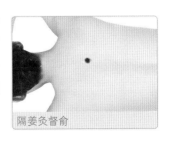

隔姜灸督俞

11 胃下垂

胃下垂是指站立时，胃的下缘达盆腔，胃小弯弧线最低点降至髂嵴连线以下。本病的发生多是由于膈肌悬吊力不足，肝胃韧带、膈胃韧带功能减退而松弛所致。

临床表现

轻度胃下垂者一般无症状，胃下垂明显者有上腹不适、饱胀，饭后明显，伴恶心、嗳气、厌食、便秘等，有时腹部有深部隐痛感，常于餐后、站立及劳累后加重。长期胃下垂者常有消瘦、乏力、站立性昏厥、低血压、心悸、失眠、头痛等症状。

治疗方法

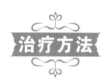
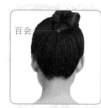
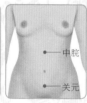
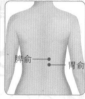
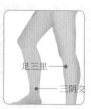

◎ 温盒灸▶

选穴 百会、足三里、关元、脾俞、胃俞、中脘。

方法 把温灸盒安放于应灸部位中央，点燃艾卷后，置铁纱上，盖上盒盖。每次可灸15～30分钟。每日施灸1次，10次为1个疗程，疗程间隔为7天。

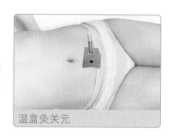
温盒灸关元

◎ 温和灸▶

选穴 足三里、三阴交、中脘、胃俞。

方法 患者取适宜体位，术者立于患者身侧，将艾条的一端点燃，对准应灸的腧穴部位，距离皮肤2～3厘米，进行熏烤，使患者局部有温热感而无灼痛为宜。每穴灸15～20分钟，灸至以患者感觉舒适为宜，局部皮肤潮红为度。每日灸1～2次。

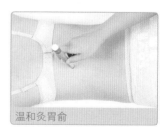
温和灸胃俞

便秘

便秘指粪便在肛管内通过困难，运出时间延长，排出次数明显减少，粪质干硬成结，排出困难的病理现象。

临床表现

便秘的主要表现是大便次数减少，间隔时间延长，或次数正常但粪质干燥，排出困难，或粪质不干但排出不畅，可伴有腹胀、腹痛、食欲减退、嗳气、反胃等症状。常可在左下腹扪及粪块或痉挛之肠型。

有些人数天才排便一次，但无不适感，原则上只要排便无痛苦、通畅，就不能称为便秘。若大便干燥，排出困难，排便后有不适感，甚至出现腹部胀满、头昏乏力等症状时，无论其大便间隔时间多长，都被看做是便秘。

治疗方法

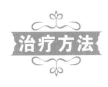
支沟

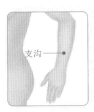
大横　　天枢

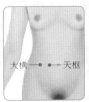
大肠俞

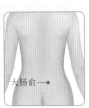
足三里
上巨虚

温和灸▶

选穴　天枢、大肠俞、上巨虚。

方法　患者取适宜体位，术者立于患者身侧，将艾条的一端点燃，对准应灸的腧穴部位，距离皮肤2～3厘米，进行熏烤，使患者局部有温热感而无灼痛为宜。每穴灸15～20分钟，灸至以患者感觉舒适为宜，局部皮肤潮红为度。每日灸1～2次。

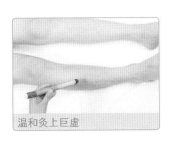
温和灸上巨虚

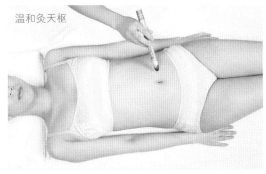
温和灸天枢

回旋灸 ▶

选穴 大肠俞、天枢、足三里。

方法 点燃艾条，悬于施灸部位上方约3厘米高处，艾条在施灸部位上左右往返移动，或反复旋转进行灸治，使皮肤有温热感而不至于灼痛。每次每个穴位施灸10～15分钟，每日灸治1次，10次为1个疗程，疗程间隔为2天。

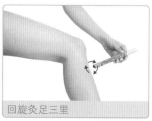

回旋灸足三里

回旋灸天枢

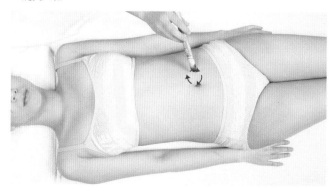

无瘢痕灸 ▶

选穴 天枢、大横、大肠俞、支沟。

方法 将麦粒大圆锥形艾炷放在穴位上点燃施灸，在患者感到有灼热感的时候迅速去掉，用另一艾炷继续施灸。每次灸3壮，每日1次。

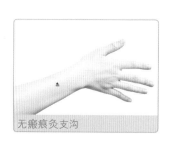

无瘢痕灸支沟

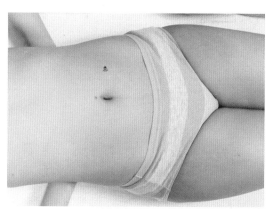

无瘢痕灸大横

13 食欲缺乏

食欲缺乏是指进食欲望降低，完全不思进食为厌食。食欲缺乏是各个年龄段都有可能遇到的问题。食欲缺乏多是亚健康症状，由很多原因造成。

生理性食欲缺乏多是发生在情绪不佳、睡眠不足等时候，当以上原因消除后，会很快恢复。但是若近期无任何原因的食欲缺乏且持续时间较长，就应提高警惕。

治疗方法

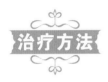
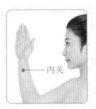
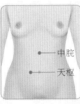
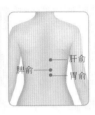

内关　中脘　天枢　脾俞　肝俞　胃俞　足三里

✿ 温和灸 ▶

选穴　肝俞、脾俞、胃俞、足三里。

方法　患者取适宜体位，术者立于患者身侧，将艾条的一端点燃，对准应灸的腧穴部位，距离皮肤2～3厘米，进行熏烤，使患者局部有温热感而无灼痛为宜。每穴灸15～20分钟，灸至以患者感觉舒适为宜，局部皮肤潮红为度。每日灸1～2次。

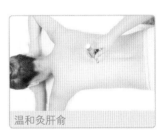
温和灸肝俞

✿ 隔姜灸 ▶

选穴　中脘、天枢、内关。

方法　将鲜生姜切成厚约0.3厘米的片，用针扎孔数个，置施灸穴位上，用大、中艾炷点燃放在姜片中心施灸。若患者有灼痛感可将姜片提起，使之离开皮肤片刻，旋即放下，再行灸治，反复进行，以局部皮肤潮红湿润为度。一般每穴每次施灸5～7壮，每日灸1～2次。

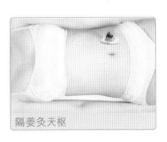
隔姜灸天枢

14 | 胃痛

胃痛又称胃脘痛，是以胃脘近心窝处常发生疼痛为主的疾患。历代文献中所称的"心痛"、"心下痛"，多指胃痛而言。

临床表现

主症为上腹胃脘部暴痛，痛势较剧，痛处拒按，饥时痛减，纳后痛增。

治疗方法

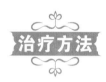
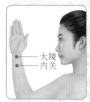
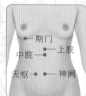
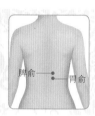
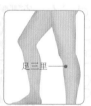

◎ 隔姜灸 ▶

选穴 上脘、中脘、天枢、神阙、脾俞、胃俞、足三里。

方法 将鲜姜切成厚3毫米的片，然后用针扎孔若干，放在要施灸的穴位上，将艾炷点燃放在生姜片的中心进行施灸。

如果患者感到灼痛感，可将姜片提起稍后再进行灸治，如此反复进行，以局部出现潮红为度。每日选择2~4个穴位，每次灸治15~20分钟，每天灸治1次。

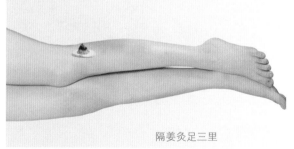

隔姜灸足三里

◎ 明灯爆灸法 ▶

选穴 中脘、内关、大陵、期门、足三里。

方法 取灯心草1根，长度约为10厘米，将灯心草蘸植物油点燃，快速对准穴位爆灸，接触皮肤听到爆响"叭"的一声，即为成功，此为1壮。每穴1壮，每日1次，1周为1个疗程。

15 呕吐

呕吐是胃内容物反入食管，经口吐出的一种反射动作。呕吐可以分成3个阶段，即恶心、干呕和呕吐，但有些呕吐可能没有恶心或者干呕的先兆。

临床表现

呕吐发作前一般都有明显的恶心，然后才会出现呕吐，但神经性呕吐可能会没有恶心或者仅有轻微恶心，呕吐并不费力，甚至可以随时呕吐。另外，高血压脑病或颅内病变引起颅内压增高时，也常常没有恶心而突然出现喷射状呕吐。

治疗方法

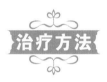
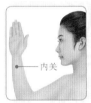
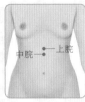
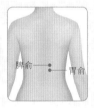
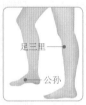

温盒灸▶

选穴 ①中脘、上脘、足三里；②脾俞、胃俞、内关。

方法 两组穴位交替使用。把温灸盒安放于应灸部位中央，点燃艾卷后，置铁纱上，盖上盒盖。每次可灸15~30分钟，每日1次，6次为1个疗程。

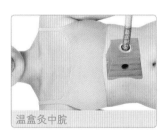
温盒灸中脘

隔姜灸▶

选穴 内关、中脘、足三里、公孙。

方法 将鲜姜切成厚3毫米的片，然后用针扎孔若干，放在要施灸的穴位上，将艾炷点燃放在生姜片的中心进行施灸。如果患者感到灼痛感，可将姜片提起稍后再进行灸治，如此反复进行，以局部出现潮红为度。每穴每次灸2~4壮，艾炷如黄豆大小，隔日灸治1次，10次为1个疗程。

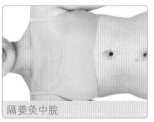
隔姜灸中脘

16 急性肠梗阻

急性肠梗阻指肠管内容物不能顺利通过肠道而出现腹痛、呕吐、腹胀、停止排便排气等表现的急腹症。

临床表现

肠梗阻以上肠道强烈蠕动，引起阵发性肠绞痛，患者有时疼得难以忍受。反复呕吐的患者呕吐不止。腹胀明显。

治疗方法

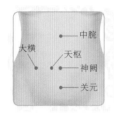
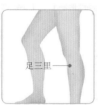

敷灸▶

选穴 中脘、大横、天枢、足三里、神阙、关元。

方法 将大蒜100克、芒硝20克研为糊膏，敷在穴位上。敷药之前，用3层油纱布作为底垫。在大约2小时后去掉蒜泥，再用温水洗净，再将100克大黄研为细末，晒净，用50毫升醋调成糊状，再敷于穴位上，一次8小时。

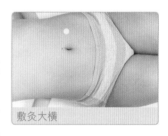

敷灸大横

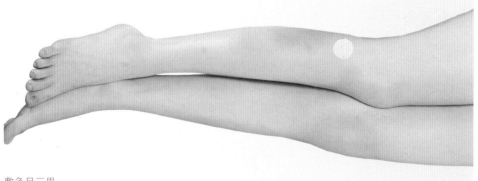

敷灸足三里

胃痉挛

胃痉挛就是胃部肌肉抽搐，主要表现为上腹痛、呕吐等。胃部痉挛本身是一种症状，并不是疾病，引起胃痉挛的原因很多，胃痛是胃痉挛患者最常见的症状。胃痉挛的原因主要为遗传因素、身心因素、环境因素和精神因素。

临床表现

突发性剧烈腹痛，其痛如钻、如刺、如灼、如绞；患者常屈其上肢或以拳重按，以缓解疼痛。痛甚往往向左胸部、左肩胛部、背部放射。

另外，腹直肌亦发生挛急，或伴有恶心、呕吐，甚则颜面苍白、手足厥冷、冷汗直流，乃至不省人事。约数分钟或者数小时内，作嗳气或者呕吐缓解。疼痛停止后，健康如常，其发作一日数次，或者数日数月数次。

治疗方法

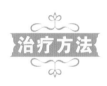
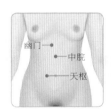
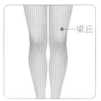

❀ 无瘢痕灸 ▶

选穴　天枢、中脘、梁丘、幽门。

方法　将麦粒大圆锥形艾炷放在穴位上点燃施灸，在患者感到有灼热感的时候迅速去掉，用另一艾炷继续施灸。每穴施灸3~5壮。

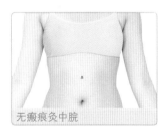

无瘢痕灸中脘

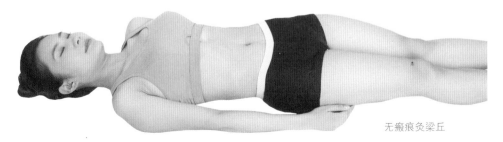

无瘢痕灸梁丘

18 呃逆

呃逆为膈肌痉挛引起的一种临床表现，发生于单侧或者双侧膈肌。膈肌痉挛是各种原因引起的膈肌不自主的间歇收缩运动，吸气时声门忽然关闭发出一种短促特别的声音。

临床表现

本病多见于青壮年，且女性多于男性。本病是以呃呃有声、声音短促、持续不能自制为主要表现的特发性疾病，可伴有呕吐、情绪紧张、胸膈脘腹间疼痛，或有嗳气，纳呆，甚则厌食或拒食、不寐等症状。偶尔的呃逆，或病危胃气将绝时之呃逆，均属短暂症状，不列为呃逆。

治疗方法

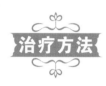
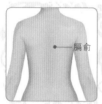
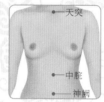
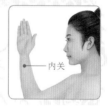

❀ 隔姜灸 ▶

选穴 膈俞、中脘、神阙、内关。

方法 将鲜姜切成厚3毫米的片，然后用针扎孔若干，放在要施灸的穴位上，将艾炷点燃放在生姜片的中心进行施灸。

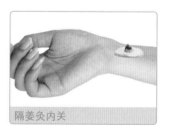

隔姜灸内关

如果患者感到灼痛感，可将姜片提起稍后再进行灸治，如此反复进行，以局部出现潮红为度。每穴每次灸5~8壮，每日灸治1次。

❀ 明灯爆灸法 ▶

选穴 天突。

方法 取灯心草1根，长度约为10厘米，将灯心草蘸植物油点燃，快速对准穴位爆灸，接触皮肤听到爆响"叭"的一声，即为成功，此为1壮。每穴1壮，每日1次，灸愈为止。

19 腹泻

腹泻是一种常见症状，是指排便次数明显超过平日习惯的频率，粪质稀薄，水分增加，每日排便量超过200克，或含未消化食物或脓血、黏液。

临床表现

腹泻可以分为急性腹泻和慢性腹泻两类。急性腹泻发病急剧，病程在2～3周之内。慢性腹泻指病程在2个月以上或间歇期在2～4周内的复发性腹泻。

治疗方法

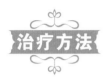
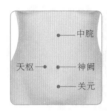
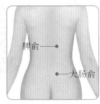
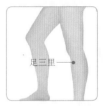

中脘
天枢　神阙　关元
脾俞　大肠俞
足三里

◎ 艾卷灸▶

选穴　大肠俞、关元、神阙、足三里。

方法　按照艾灸常用灸法进行操作，可先灸大肠俞10分钟，再灸其他穴位10分钟，每日1次。

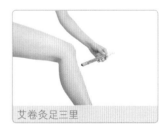

艾卷灸足三里

◎ 温盒灸▶

选穴　神阙、中脘、天枢、脾俞。

方法　把温灸盒安放于应灸部位的中央，点燃艾卷后，置铁纱上，盖上盒盖。每次可灸15～30分钟。每日灸治1次，5～10次为1个疗程，疗程间隔为3天。

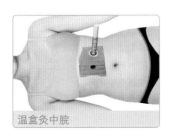

温盒灸中脘

温盒灸神阙

20 肝硬化

肝硬化是一种常见的慢性肝病，可由一种或多种原因引起肝脏损害，肝脏呈进行性、弥漫性、纤维性病变。

临床表现

临床上早期由于肝脏功能代偿较强，可无明显症状，也可有乏力、食欲减退、消化不良、恶心、呕吐、右上腹隐痛和腹泻等症状，乏力和食欲缺乏出现较早，经过休息后可缓解。

后期则进入肝脏功能失代偿期，内脏多处受损，以肝功能损害和门脉高压为主要表现，常伴有食欲缺乏、疲倦乏力、腹泻腹胀、神经精神症状等，并常出现消化道出血、肝性脑病、继发感染、癌变等严重并发症。

治疗方法

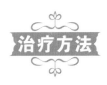
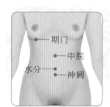
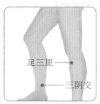

期门
中脘
水分
神阙
足三里
三阴交

🔯 无瘢痕灸▶

选穴 期门、中脘、足三里、水分、三阴交。

方法 将麦粒大圆锥形艾炷放在穴位上点燃施灸，在患者感到灼热的时候迅速去掉，用另一艾炷继续施灸。每次灸5壮，每日1次，10次为1个疗程。

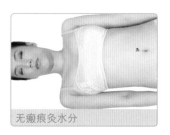

无瘢痕灸水分

🔯 隔盐灸▶

选穴 神阙。

方法 将纯净干燥的食盐纳入脐中，填平脐孔，上置大艾炷施灸。患者有灼痛，即更换艾炷。亦有于盐上放置姜片施灸，待患者有灼痛感时，可将姜片提起，保留余热至燃完一炷。一般可灸3~7壮。

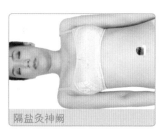

隔盐灸神阙

脂肪肝

脂肪肝是指由于各种原因引起的肝细胞内脂肪堆积过多的病变。正常肝内脂肪占肝重的3%～4%，如果脂肪含量超过肝重的5%即为脂肪肝。

临床表现

轻度脂肪肝没有任何症状，中度或者重症患者病程较长。常见症状为疲乏、食欲缺乏、右季胁痛、恶心、腹胀等肝功能障碍症状。可伴腹痛，主要是右上腹痛，偶尔中上腹痛，伴压痛，严重时有反跳痛、发热。

同时还可能伴有贫血、舌炎、外周神经炎以及神经系统症状，可以有腹水和下肢水肿，其他还可有蜘蛛痣、男性乳房发育、睾丸萎缩、阳痿、女子闭经、不孕等。

治疗方法

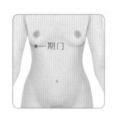
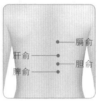
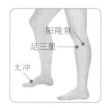

温和灸▶

选穴　膈俞、肝俞、期门、足三里。

方法　患者取适宜体位，术者立于患者身侧，将艾条的一端点燃，对准应灸的腧穴部位，距离皮肤2～3厘米，进行熏烤，使患者局部有温热感而无灼痛为宜。

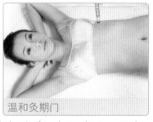
温和灸期门

每穴灸15～20分钟，灸至以患者感觉舒适为宜，局部皮肤潮红为度。每日灸1～2次。

温针灸▶

选穴　肝俞、胆俞、脾俞、阳陵泉、太冲。

方法　将针刺入腧穴得气后并给予适当补泻手法而留针时，将纯净细软的艾绒捏在针尾上，或用一段长1～2厘米艾条，插在针柄上，点燃施灸。待艾绒或艾条烧完后除去灰烬，将针取出。

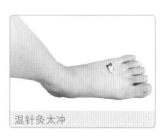
温针灸太冲

22 慢性胃炎

慢性胃炎系指不同病因引起的各种慢性胃黏膜炎性病变，是一种常见病。

临床表现

本病常见的有慢性浅表性胃炎、慢性糜烂性胃炎和慢性萎缩性胃炎。其主要症状为胃部疼痛和饱胀感，尤其在饭后症状明显加重，而空腹时比较舒适。每次进食量虽然不多，却觉得过饱而不适，常伴有嗳气、反酸、烧心、恶心呕吐、食欲缺乏、消化不良等现象。

另外，由于进食少、消化不良，可能产生营养不良、消瘦等，一些患者还可能伴有神经系统症状，这些又反过来加重慢性胃炎，形成恶性循环，使得病情加重。

治疗方法

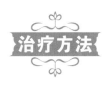
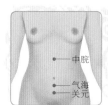
中脘
气海
关元
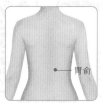
胃俞
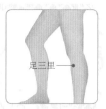
足三里

◉ 无瘢痕灸 ▶

选穴 中脘、胃俞、足三里、上腹部阿是穴。

方法 将麦粒大圆锥形艾炷放在穴位上点燃施灸，在患者有灼热感的时候迅速去掉，用另一艾炷继续施灸。每次灸5壮，每日1次，10次为1个疗程。

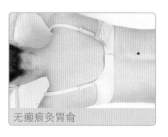
无瘢痕灸胃俞

◉ 温盒灸 ▶

选穴 气海、关元、中脘。

方法 把温灸盒安放于应灸部位的中央，点燃艾卷后，置铁纱上，盖上盒盖。每次可灸15～30分钟。

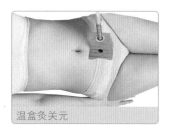
温盒灸关元

胆囊炎

23

胆囊炎是细菌性感染或化学性刺激(胆汁成分改变)引起的胆囊炎性病变，是胆囊的常见病，多发于35～55岁的中年人，女性多于男性，尤多见于肥胖者。

临床表现

胆囊炎主要分为两类。

急性胆囊炎 一些患者在进油腻晚餐后半夜发病，主要表现为右上腹持续性疼痛、阵发性加剧，可向右肩背部放射；常伴发热、恶心呕吐，但寒战少见，黄疸轻。腹部检查发现右上腹饱满、胆囊区腹肌紧张、明显压痛、反跳痛。

慢性胆囊炎 体征不明显，多表现为胆源性消化不良、厌油腻食物、上腹部闷胀、嗳气、胃部灼热等，与溃疡病或慢性阑尾炎近似；有时因结石梗阻胆囊管，可呈急性发作，但当结石移动、梗阻解除，即迅速好转。查体，胆囊区可有轻度压痛或叩击痛；若胆囊积水，常能扪及圆形、光滑的囊性肿块。

治疗方法

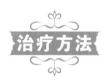
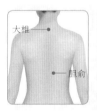
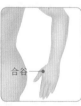
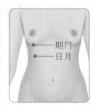
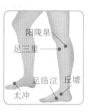

无瘢痕灸▶

选穴 阳陵泉、期门、日月、胆俞、太冲、足临泣。

发热加大椎、合谷；绞痛加丘墟、足三里。

方法 将麦粒大圆锥形艾炷放在穴位上点燃施灸，在患者有灼热感的时候迅速去掉，用另一艾炷继续施灸。每次选择3～5穴，每日施灸2次，每次3～5壮，1周为1个疗程。

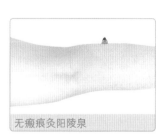
无瘢痕灸阳陵泉

24 | 胃肠功能紊乱

胃肠功能紊乱是一组胃肠综合征的总称，常由消化不良、胃炎、溃疡病、急性胃肠炎、便秘等常见消化系统疾病引起。

临床表现

本病主要症状为反复发作的连续性嗳气、咽喉部有异物感，两肋和胃脘部胀闷、窜痛，以及胃内无以言状的不适感，无饥饿感或时而食欲旺盛，时而无食欲，胃内上冲上逆，打嗝、口干、口苦、胸闷、喜欢出长气、反酸、嗳气、厌食、恶心、呕吐、剑突下灼热感、食后饱胀、上腹不适或疼痛，每遇情绪变化则症状加重。

治疗方法

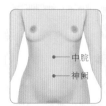
中脘
神阙

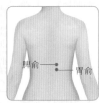
脾俞 — 胃俞

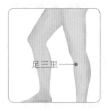
足三里 —

温和灸 ▶

选穴 中脘、神阙、足三里、胃俞、脾俞。

方法 患者取适宜体位，术者立于患者身侧，将艾条一端点燃，对准应灸的腧穴部位，距离皮肤2～3厘米，进行熏烤，以局部有温热感而无灼痛为宜。每穴灸15～20分钟，以患者感觉舒适为宜，局部皮肤潮红为度。每日灸1次，10次为1个疗程，疗程期间休息1～2天。

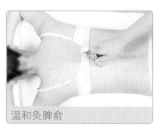
温和灸脾俞

隔姜灸 ▶

选穴 足三里、胃俞、脾俞。

方法 将鲜生姜切成厚约3毫米的片，用针扎孔数个，置施灸穴位上，用大、中艾炷点燃放在姜片中心施灸。若患者有灼痛感可将姜片提起，使之离开皮肤片刻，再行灸治，反复进行，以局部皮肤潮红湿润为度。一般每穴每次施灸5～7壮，隔日灸一次，10次为1个疗程。

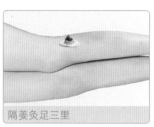
隔姜灸足三里

腹痛

腹痛是指各种原因引起腹腔内脏器的病变，而表现为腹部疼痛。

临床表现

腹痛位置在胃脘以下，耻骨毛际以上部位，位置相对较低。其症状主要为腹胀、矢气、大便性状改变等，具体可分为急性腹痛和慢性腹痛。

● 急性腹痛又叫做急腹症，其变化多、发展快，如果不及时就诊，很可能会造成严重后果，甚至引起死亡。

● 慢性腹痛的病因较为复杂，诊治颇为困难。

治疗方法

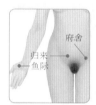
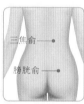
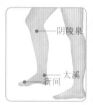
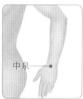

❀ 隔姜灸 ▶

选穴 中泉、鱼际、阴陵泉、府舍、归来。

方法 将鲜姜切成厚3毫米的片，然后用针扎孔若干，放在要施灸的穴位上，将艾炷点燃放在生姜片的中心进行施灸。如果患者有灼痛感，可将姜片提起稍后再进行灸治。如此反复进行，以局部出现潮红为度。每日1次，每次灸治5～10壮。

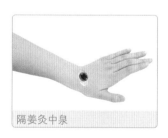
隔姜灸中泉

❀ 明灯爆灸法 ▶

选穴 膀胱俞、太溪、行间、三焦俞、阴陵泉。

方法 取灯心草1根，长度约为10厘米，将灯心草蘸植物油点燃，快速对准穴位爆灸，接触皮肤听到爆响"叭"的一声，即为成功，此为1壮。每日1次，每穴1壮，必要时可灸治2次，但要避开原来的灸治点，以免过度灼伤。

26 慢性结肠炎

慢性结肠炎是指由已知原因或未知原因造成的以炎性改变及功能紊乱为主的结肠疾病。临床上是以腹痛、腹泻、肠鸣、下坠、大便带黏液或脓血，便秘或泄泻症状交替出现，病程缠绵、反复发作为特点。

临床表现

慢性结肠炎起病较为缓慢，患者还可能出现便秘或者泄泻症状，有排便次数增多，排便困难，便下大量黏液或带血，时有里急后重现象，伴左下腹疼痛，呈隐隐作痛，体重下降，消瘦，精神不振。在常规治疗用药后症状可得到缓解，停药后容易复发。

治疗方法

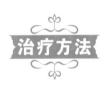
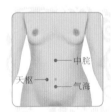
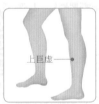

中脘 天枢 气海 上巨虚

无瘢痕灸▶

选穴 中脘、天枢、气海、上巨虚、阿是穴。

方法 将麦粒大圆锥形艾炷放在穴位上点燃施灸，在患者有灼热感的时候迅速去掉，用另一艾炷继续施灸。每次灸5壮，每日1次，10次为1个疗程。

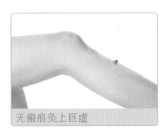

无瘢痕灸上巨虚

无瘢痕灸气海

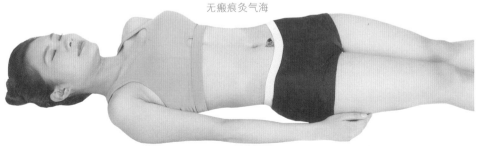

肋间神经痛

肋间神经痛是一组症状，是指胸神经根（即肋间神经）因为不同原因的损害，如胸椎退变、胸椎结核等病变，肋间神经受到压迫、刺激，出现炎性反应，而出现以胸部肋间或腹部呈带状疼痛的综合征。

临床表现

肋间神经痛表现为发作性的沿着某一肋间神经走向的刺痛或灼痛，咳嗽、喷嚏、深呼吸时疼痛加剧，以单侧单支最多。

疼痛局限于病变肋间神经分布区，患部呈弧形剧痛，并有固定痛点，呈阵发性加剧。

治疗方法

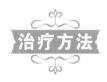
肝俞
胆俞

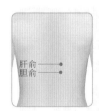
太冲
丘墟

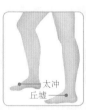
外关

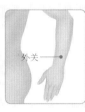
期门
日月

❀ 回旋灸 ▶

选穴 太冲、丘墟、外关、肝俞、胆俞、期门、日月、阿是穴。

方法 点燃艾条，悬于施灸部位上方，距离皮肤约3厘米。艾条在施灸部位上左右往返移动，或反复旋转进行灸治，使皮肤有温热感而不至于灼痛，以穴位局部皮肤红润、温热感能耐受为度。每日灸治1次，5次为1个疗程，疗程间隔为1天。

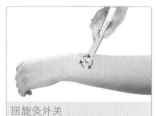
回旋灸外关

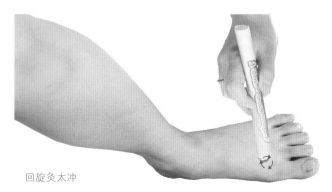
回旋灸太冲

多发性神经炎

多发性神经炎,以往称为末梢神经炎,是指各种不同病因引起的全身多数周围神经的对称性损害,主要是以四肢远端对称性的感觉神经、运动神经和自主神经障碍,下运动神经元瘫痪和自主神经功能障碍为特点的疾病。

临床表现

本病起病可急可缓,通常始自下肢的肌力减退,并且向躯干、上肢、颜面部发展。同时常有远端对称性麻木、自发性酸痛等异常感觉。一般患者在疾病3~15天内达到最高峰,四肢呈现程度不等的弛缓性瘫痪和远端肌肉萎缩。

严重者可能会伴有声嘶、吞咽困难甚至呼吸困难,起病在10~25天病情稳定,并且开始恢复,患者常表现运动神经、感觉神经及自主神经功能障碍。

四肢末梢发凉、发红,少汗或者多汗,皮肤变薄或者粗糙,指甲变厚变脆,失去光泽。四肢肌张力下降,膝反射减弱或消失,肌肉萎缩。

治疗方法

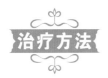
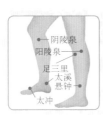
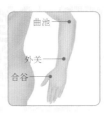
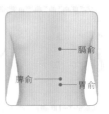

雀啄灸▶

选穴 ①曲池、外关、合谷、膈俞、脾俞、胃俞;②足三里、阳陵泉、阴陵泉、悬钟、太冲、太溪。

方法 两组穴位交替使用。置点燃的艾条于穴位上约3厘米高处,艾条一起一落,忽近忽远上下移动,如雀啄食样,以穴位局部红润、温热感患者能耐受为度。每日灸2次,10次为1个疗程。

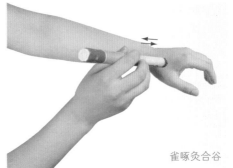

雀啄灸合谷

肌肉萎缩

29

肌肉萎缩是一种基因缺损的疾病，是指横纹肌营养不良，肌肉体积较正常缩小，可使肌纤维变细或消失，是许多神经肌肉疾病的重要症状和体征。

临床表现

大腿肌肉萎缩 以股四头肌萎缩为主，股骨头坏死患者及下肢制动者出现大腿肌肉萎缩是普遍现象，肌肉萎缩的轻重各有不同。

小腿肌肉萎缩 是指横纹肌营养不良，肌肉体积较正常缩小，肌纤维变细甚至消失。

另外还有肩胛带肌肉萎缩、肌源性面部肌肉萎缩、骨间肌和鱼际肌萎缩等。

治疗方法

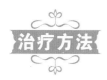

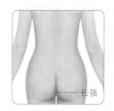
阴陵泉
三阴交

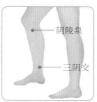
长强

温和灸▶

选穴 阴陵泉、三阴交、长强、阿是穴。

方法 取适宜体位，术者站在患者一旁，点燃艾条对准穴位，距离皮肤2～3厘米，进行熏烤，使得患者局部有温热感而无灼痛感为宜。每次灸治10～15分钟，灸至患者感觉舒服为宜，局部皮肤潮红为度。每日灸1次，10次为1个疗程，疗程间隔为5天。

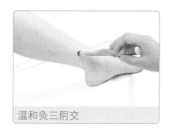
温和灸三阴交

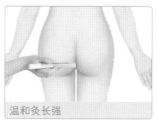
温和灸长强

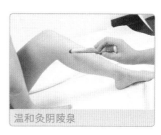
温和灸阴陵泉

30 帕金森病

帕金森病是发生在中年以上的常见的神经系统变性疾病，主要病变在脑黑质和纹状体通路，因多巴胺生成减少，导致静止性震颤、肌张力增高、运动迟缓。

临床表现

运动障碍 患者运动迟缓，随意动作减少，尤其是开始活动时表现动作吃力、缓慢，做重复动作时，幅度和速度均逐渐减弱。有些会出现语言困难，声音变小，音域变窄。吞咽困难，进食饮水时可出现呛咳。

震颤 表现为缓慢节律性震颤，经常是从一个手指开始，波及整个上下肢、下颌、口唇和头部。典型的震颤表现为静止性震颤，多会累及上肢或者下肢。

强直 即肌肉僵直，致使四肢、颈部、面部肌肉发硬，肢体活动时有费力、沉重和无力感，出现面部表情僵硬和眨眼动作减少，造成"面具脸"，身体向前弯曲，走路、转颈和转身动作特别困难。随着病情发展，穿衣、洗脸等日常生活出现困难，甚至有的患者会出现自主神经功能紊乱，也可能出现忧郁和痴呆。

治疗方法

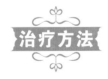 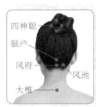 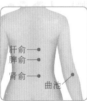 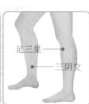

温和灸▶

选穴 四神聪、脑户、风府、风池、大椎。

内脏虚弱加肝俞、脾俞、肾俞；上肢震颤加内关、曲池；下肢震颤加足三里、三阴交。

方法 每次选用3~5个穴位。取适宜体位，术者站在患者一旁，点燃艾条对准穴位，距离皮肤2~3厘米，进行熏烤，使得患者局部有温热感而无灼痛感为

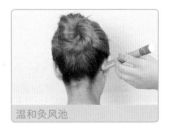
温和灸风池

宜。每次灸治10~15分钟，灸至患者感觉舒服为宜，局部皮肤潮红为度。每日灸1次，30次为1个疗程。

31 桡神经麻痹

桡神经麻痹是临床常见病之一，属中医学"痿证"范畴。本病多由外伤、感染、产伤、颈椎病、肿瘤、代谢障碍、各种中毒及手臂长时间放置位置不当引起，其临床表现主要为运动障碍，典型症状为"垂腕"，所以中医又称为"垂腕证"。

临床表现

运动障碍　其典型症状为腕下垂。高位损伤，导致完全性神经麻痹，上肢各伸肌完全瘫痪，肘关节、腕关节、掌指关节均不能伸直，前臂伸直时不能旋后，手旋前位，肱桡肌瘫痪使前臂在半旋前位不能屈曲肘关节。前臂中1/3以下损伤，仅伸指瘫痪，无垂腕。

感觉障碍　仅手背拇指和第1、2掌骨间隙区感觉障碍。

治疗方法

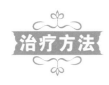
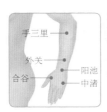
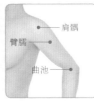
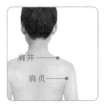

温针灸▶

选穴　肩髃、曲池、合谷、手三里、臂臑、肩井、肩贞、外关、阳池、中渚。

方法　将针刺入腧穴得气后并给予适当补泻手法而留针时，将纯净细软的艾绒捏在针尾上，或用一段长1～2厘米艾条，插在针柄上，点燃施灸。待艾绒或艾条烧完后除去灰烬，将针取出。每次选择5穴，每日1次，10次为1个疗程。

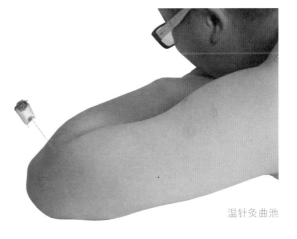

温针灸曲池

32 末梢神经炎

末梢神经炎也称多发性神经炎或多发性周围神经炎，是由多种原因引起的多发性末梢神经损害的总称，表现为肢体远端对称性感觉神经、运动神经和自主神经功能障碍。

临床表现

手足或者四肢麻木，可伴有疼痛、无力感。本病进程较慢，可持续数年至十余年。轻者指（趾）端麻木，重者甚至延伸到整个手掌以及足部、四肢甚至全身，感觉麻木困顿，运动不良。

一些患者多在夜间发作，以至麻醒，或者早晨起床后双手困胀、麻木不适，活动后可缓解。上面症状在受累后加重，个别伴有疲乏、手脚怕冷等表现。

治疗方法

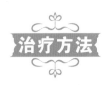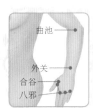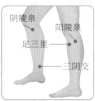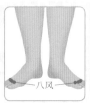

温针灸▶

选穴 上肢取曲池、合谷、外关、八邪；下肢取阳陵泉、阴陵泉、足三里、三阴交、八风、涌泉。

方法 将针刺入腧穴得气后并给予适当补泻手法而留针时，将纯净细软的艾绒捏在针尾上，或用一段长1～2厘米艾条，插在针柄上，点燃施灸。待艾绒或艾条烧完后除去灰烬，将针取出。每次取2～3穴，10次为1个疗程。

温针灸合谷

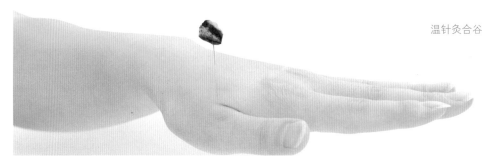

神经衰弱

33

神经衰弱是由于长期处于紧张和压力下，出现精神易兴奋和脑力易疲乏现象，常伴有情绪烦恼、易激惹、睡眠障碍、肌肉紧张性疼痛等。神经衰弱多发生于年轻人。

临床表现

本病的临床表现有经常感觉到精力不足，萎靡不振，不能用脑，记忆力减退，注意力不集中，工作、学习效率明显下降，即使得到了充分的休息，也不能消除疲劳感。假如对全身进行检查，又不能查出任何疾病。

治疗方法

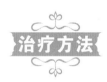
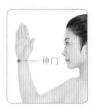
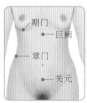
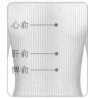
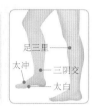

❀ 温和灸 ▶

选穴 ①太白、神门、巨阙、期门、章门；②太冲、心俞、肝俞、脾俞。

方法 每次选择一组穴位。取适宜体位，术者站在患者一旁，点燃艾条对准穴位，距离皮肤2～3厘米，进行熏烤，使得患者局部有温热感而无灼痛感为宜。每日灸1次，10次为1个疗程，疗程间休息1天。

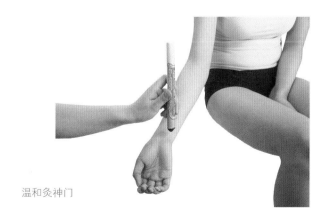

温和灸神门

34 股外侧皮神经炎

股外侧皮神经炎又称感觉异常性股痛，股外侧皮神经系由第2～3腰神经发出，通过腰大肌外侧缘，斜过髂肌，沿骨盆经腹股沟韧带之深面，在髂前上棘以下10厘米处穿出阔筋膜至股部皮肤。在该神经行程中，如果由于受压、外伤等某种原因影响到股外侧皮神经时，即可能发生股外侧皮神经炎。

临床表现

本病一般见于20～50岁的较胖男性，也有孕妇或者劳动者患此病，其主要症状是股前外侧出现皮肤感觉障碍。

主要表现为麻木、蚁走感、刺痛、烧灼感、发凉、出汗减少及深重感等症状，但以麻木最为多见，并常为最初出现的症状。劳累之后，症状加剧，休息后可缓解。

检查时有程度不同的浅感觉减退或者缺失，主要是痛、温、触觉等消失，而压觉存在。此处皮肤皮色正常，皮肤可能稍干燥，但无肌萎缩或者运动障碍。

本病通常是单侧性，少数双侧发病。

治疗方法

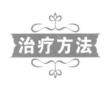
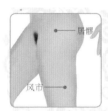
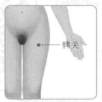

✿ 隔姜灸 ▶

选穴 居髎、风市、髀关、阿是穴。

方法 将鲜姜切成厚3毫米的片，然后用针扎孔若干，放在要施灸的穴位上，将艾炷点燃放在生姜片的中心进行施灸。如果患者有灼痛感，可将姜片提起稍后再进行灸治，如此反复进行，以局部出现潮红为度。每穴每次灸5～7壮，艾炷如黄豆大小，每日灸治1次，6次为1个疗程。

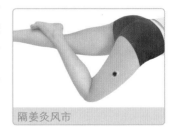

隔姜灸风市

枕神经痛

枕神经痛是指枕大神经分布范围内（后枕部）阵发性或持续性疼痛，也可在持续痛的基础上阵发性加剧，一般是由受凉、潮湿等因素诱发。

临床表现

本病临床表现为一侧或两侧后枕部或兼项部的针刺样、刀割样或烧灼样疼痛，痛时患者不敢转头，头颈部有时处于伸直状态。检查时风池有压痛，枕大神经分布区即耳顶线以下至发际处痛觉过敏或减退。

治疗方法

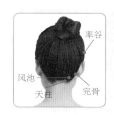

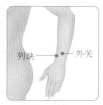

❋ 雀啄灸 ▶

选穴 风池、阿是穴、完骨、外关、率谷、列缺、天柱。

方法 置点燃的艾条于穴位上约3厘米高处，艾条一起一落，忽近忽远上下移动，如雀啄食样。一般每穴灸10～15分钟，每日灸1次，5次为1个疗程。此法热感较强，注意防止烧伤皮肤。

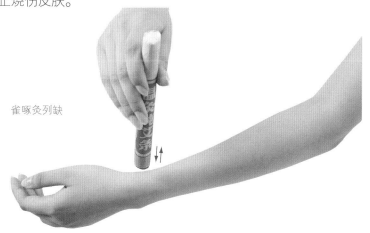

雀啄灸列缺

36 焦虑症

焦虑症是以焦虑为主要特征的神经症，具体表现为没有明确客观对象和内容的恐惧不安，还有自主神经症状以及运动性不安。

临床表现

急性焦虑 症状为多在夜间惊恐样发作，患者有濒死之感、心跳剧烈、憋闷、四肢麻木、面色苍白等。一般急性焦虑发作持续几分钟或数小时。

慢性焦虑 一般表现为五大症状：心慌、疲惫、神经质、气急和胸痛。此外，还有紧张、出冷汗、晕厥、嗳气、恶心、腹胀、便秘、阳痿、尿频急等。

治疗方法

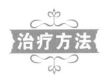
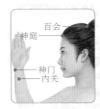
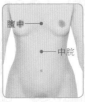
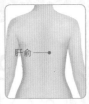
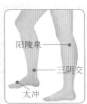

❀ 无瘢痕灸 ▶

选穴 中脘、神门、三阴交、神庭。

方法 将艾炷置于穴位上，点燃，以患者难以忍受时，拿下艾炷，为1壮。每次3壮，每日1次，5次为1个疗程。

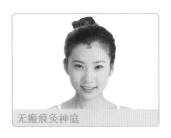
无瘢痕灸神庭

❀ 隔姜灸 ▶

选穴 百会、膻中、肝俞、阳陵泉、内关、太冲。

方法 将鲜姜切成厚3毫米的片，然后用针扎孔若干，放在要施灸的穴位上，将艾炷点燃放在生姜片的中心进行施灸。如果患者有灼痛感，可将姜片提起稍后再进行灸治，如此反复进行，以局部出现潮红为度。每穴每次灸5～7壮，艾炷如黄豆大小，每日灸治1次，6次为1个疗程。

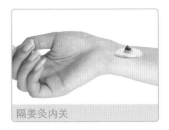
隔姜灸内关

37 面神经麻痹

面神经麻痹,俗称"面瘫","歪歪嘴",是以面部表情肌群运动功能障碍为主要特征的常见病,一般症状为口眼㖞斜。它是一种常见病,不受年龄限制。

临床表现

大多数患者表现为清晨洗脸或者漱口的时候才忽然发现一侧脸颊动作不灵,嘴巴歪斜,病侧面部表情肌肉完全瘫痪的患者,前额皱纹消失,眼裂扩大、鼻唇沟平坦,口角下垂,露齿时口角向健侧偏歪。

患者病侧不能做皱眉等动作,鼓腮或者吹口哨时,因患侧唇不能闭合而漏气,进食的时候,食物残渣停留在病侧的口齿间,并且常有口水淌下。

治疗方法

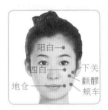
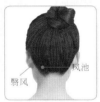
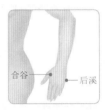

◉ 雀啄灸 ▶

选穴 翳风、后溪、合谷。

方法 置点燃的艾条于穴位上约3厘米高处,艾条一起一落,忽近忽远上下移动,如雀啄食样。一般每穴灸10~15分钟,每日灸1次。此法热感较强,注意防止烧伤皮肤。

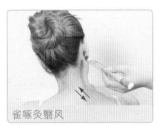

雀啄灸翳风

◉ 温针灸 ▶

选穴 患侧翳风、风池、阳白、四白、颧髎、下关、地仓、颊车、合谷。

方法 将针刺入腧穴得气后并给予适当补泻手法

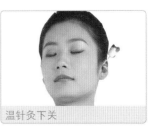

温针灸下关

而留针时,将纯净细软的艾绒捏在针尾上,或用一段长1~2厘米艾条,插在针柄上,点燃施灸。待艾绒或艾条烧完后除去灰烬,将针取出。

三叉神经痛

38

三叉神经痛有时也被称为"脸痛"，是在一种在面部三叉神经分布区内反复发作的阵发性剧烈神经痛。三叉神经痛是神经外科常见病之一，也是公认的疑难杂症之一。

临床表现

　　原发性三叉神经痛　疼痛发作的时候表情痛苦，不愿讲话，疼痛部位多在左侧，疼痛由面部、口腔或下颌的某一点开始扩散到三叉神经某一支或多支，以第二支、第三支发病最为常见，第一支者少见。

　　初期起病时发作次数较少，间歇期亦长，数分钟、数小时不等，随病情发展，发作逐渐频繁，间歇期逐渐缩短，疼痛亦逐渐加重而剧烈。夜晚疼痛发作减少。间歇期无任何不适。

　　继发性三叉神经痛　继发性三叉神经痛又称症状性三叉神经痛，是由于颅内外各种器质性疾病引起的三叉神经痛，出现类似原发性三叉神经痛在颜面部疼痛时的表现，但疼痛较轻，发作时间较短。

治疗方法

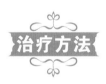
下关

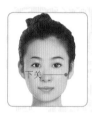
翳风

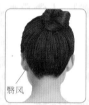
少府

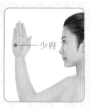
丰隆
光明
内庭

雀啄灸▶

　　选穴　内庭、少府、下关、翳风、丰隆、光明。

　　方法　将点燃的艾条在穴位上约3厘米高处，一起一落，忽近忽远上下移动，如雀啄食样。每日1次，5次为1个疗程，疗程间隔为1天。

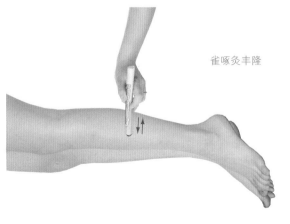
雀啄灸丰隆

39 老年痴呆

老年痴呆，又称阿尔茨海默病，是发生在老年期及老年前期的一种原发性退行性脑病，指的是一种持续性高级神经功能活动障碍，即在没有意识障碍的状态下，记忆、思维、分析判断、视空间辨认、情绪等方面的障碍。

临床表现

老年痴呆因人而异，一般分为三个阶段，有的拖延数年变化不明显，有的几个月就能达到晚期，无法预料。

早期症状　是指最初发病的2～3年，这时患者主要表现为健忘及缺乏创造力、进取心，丧失对原有事情的兴趣。

中期症状　是指发病的3～4年，患者主要表现为对人、物、事、地逐渐没了定向感，注意力转移，并且理解力降低。此外，会重复相同的语言、行为及思想，而情绪不稳，缺乏原有之道德与伦理标准，常有迫害妄想的人格异常等现象，但无病识感。偶尔会出现"黄昏综合征"。

晚期症状　是指发病4年以上，患者主要表现为语无伦次、不可理喻、丧失所有智力功能、智能明显退化，而且逐渐不言不语、表情冷漠、肌肉僵硬、憔悴不堪，以及出现大小便失禁、容易感染等。

由于发病因素较多，绝不能单纯用药物治疗。一般对长期卧床者，家属要注意卫生情况，及时为患者擦洗身体，防止压疮发生；对兴奋不安患者，家属应时刻陪护，以免发生意外。同时在生活中，要加强对患者的生活能力及记忆力的训练。有的老年痴呆患者，在长期呵护治疗下，病情有所缓解。

治疗方法

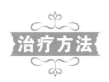
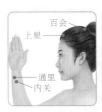
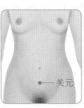
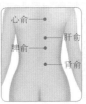
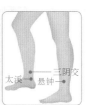

温和灸▶

选穴　百会、上星、通里、内关。

方法　取适宜体位，术者站在患者一旁，点燃艾条对准穴位，距离皮肤2～3厘米，进行熏烤，使患者局部有温热感而无灼痛感为宜。每次灸治5～10分钟，以患者感觉舒服为宜，局部皮肤潮红为度。每日灸1次，10次为1个疗程，疗程间隔为5天。

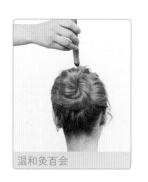

温和灸百会

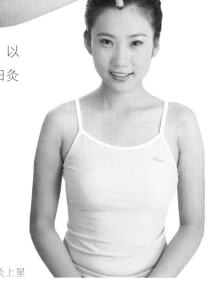

温和灸上星

无瘢痕灸▶

选穴　①关元、悬钟、三阴交、太溪；②肝俞、脾俞、肾俞、心俞。

方法　两组穴位交替使用。在穴位上先涂抹凡士林，让艾炷黏附，然后将麦粒大的艾炷放在穴位上，点燃，至艾炷燃烧近皮肤，患者有温热或者轻微灼热感时，就将未燃尽的艾炷移去或者压灭，施第2壮。每穴3～5壮，每日1次，10次为1个疗程，疗程间休息5天。

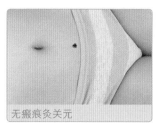

无瘢痕灸关元

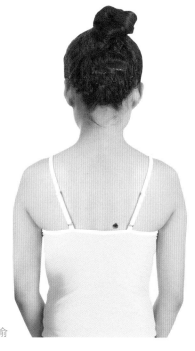

无瘢痕灸肝俞

40 中风后遗症

中风后遗症是指中风经过救治之后所留有的轻重不等的半身不遂、言语不利、口眼㖞斜等症状。

临床表现

中风后遗症的轻重，因患者的体质和并发症而异。常见的后遗症有以下四种。

麻木　患者患侧肢体，尤其是肢体的末端，如手指、脚趾等有蚁爬感觉，或有针刺感，或表现为刺激反应迟钝。麻木通常与天气有关，天气情况不同，麻木的感觉也不同。

口眼㖞斜　一侧眼袋下的面肌痉挛，表现为鼻唇沟变浅。口角下垂，露齿，吹口哨的时候歪向健侧，流口水，说话时更为明显。

中枢性瘫痪　又可称为上运动神经元性瘫痪，或者称为痉挛性偏瘫、硬瘫，临床上主要表现为肌张力增高，腱反射亢进，出现病理反射，呈痉挛性瘫痪。

周围性瘫痪　又称下运动神经元性瘫痪，临床上表现为肌张力降低，反射减弱或消失，伴肌肉萎缩，但无病理反射。

治疗方法

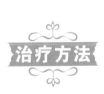

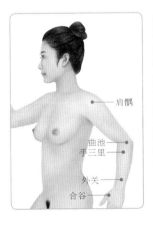

肩髃
曲池
手三里
外关
合谷

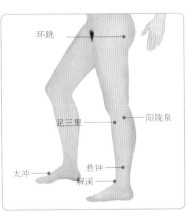

环跳
足三里
阳陵泉
太冲
悬钟
解溪

◎ 温和灸 ▶

选穴 肩髃、曲池、手三里、外关、合谷、环跳、阳陵泉、足三里、悬钟、解溪、太冲。

方法 患者取适宜体位，术者立于患者身侧，将艾条的一端点燃，对准应灸的腧穴部位，距离皮肤2～3厘米，进行熏烤，使患者局部有温热感而无灼痛为宜。每穴灸15～20分钟，灸至以患者感觉舒适为宜，局部皮肤潮红为度。每日灸1～2次。

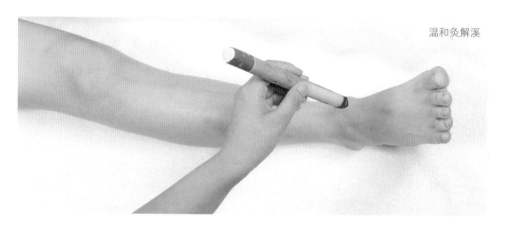

温和灸解溪

◎ 雀啄灸 ▶

选穴 肩髃、曲池、阳陵泉、足三里、太冲。

方法 置点燃的艾条于穴位上约3厘米高处，艾条一起一落，忽近忽远上下移动，如鸟雀啄食样。一般每穴灸10分钟。此法热感较强，注意防止烧伤皮肤。

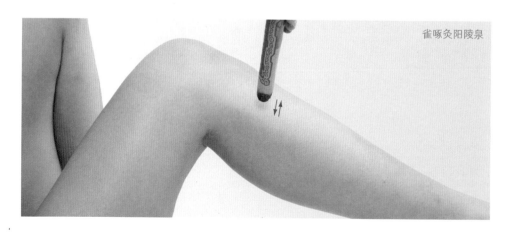

雀啄灸阳陵泉

41 中暑

中暑是指在高温环境下人体体温调节功能紊乱而引起的以中枢神经系统和循环系统障碍为主要表现的急性疾病。

临床表现

根据中暑的程度不同可以分为三个时期。

先兆中暑 是指在高温环境下，出现头痛、头晕、口渴、多汗、四肢无力发酸、注意力不集中、动作不协调等症状，体温略有升高。

轻症中暑 体温一般在38℃以上，除出现头晕、口渴外往往有面色潮红、大量出汗、皮肤灼热等表现，或出现四肢湿冷、面色苍白、血压下降、脉搏增快等。如果及时治疗，可在数小时内恢复。

重症中暑 是中暑中情况最严重的一种，又可分为四种类型：热痉挛、热衰竭、日射病和热射病。热痉挛症状多发于大量出汗及口渴，饮水多而盐分补充不足致血中氯化钠浓度急速明显降低的人。热衰竭症状常发生于老年人及一时未能适应高温的人，此时体温正常或稍微偏高。日射病是因强烈的日光穿透头部皮肤及颅骨引起脑细胞受损，进而造成脑组织充血、水肿。热射病是在高温环境中从事体力劳动的时间较长，身体产热过多，而散热不足，导致体温急剧升高。

治疗方法

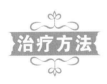 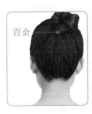 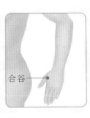 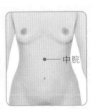 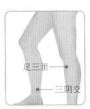

雀啄灸

选穴 百会、中脘、足三里、合谷、三阴交。

方法 置点燃的艾条于穴位上约3厘米高处，艾条一起一落，忽近忽远上下移动，如鸟雀啄食样。一般每穴灸10分钟。此法热感较强，注意防止烧伤皮肤。每日1次。

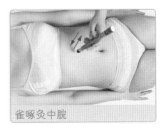

雀啄灸中脘

42 失眠

失眠又称入睡和维持睡眠障碍，是以睡眠时间不足或质量不高为临床表现且对日常生活造成影响的一种病症。

临床表现

医学上失眠可分为三类：一种是短暂性失眠，通常持续几天；二是短期性失眠，通常持续2~3周；三是长期慢性失眠，持续时间为1个月以上。失眠的时间不等，轻者偶发或者病程小于1个月，严重者可以彻夜难眠并且病程大于6个月，长时间的失眠会导致精神不振，反应迟钝，记忆力下降、神经衰弱等。

治疗方法

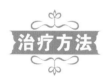
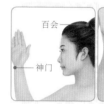
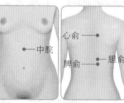

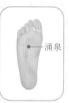

温和灸▶

选穴 百会、神门、三阴交、涌泉、足三里、心俞、脾俞、胆俞。

方法 每次选3~4个穴位。取适宜体位，术者站在患者一旁，点燃艾条对准穴位，距皮肤2~3厘米，进行熏烤，以局部有温热感无灼痛感为宜。每次10~15分钟，以患者感觉舒服为宜，局部皮肤潮红为度。每日灸1次，10次为1个疗程，疗程间隔3天。

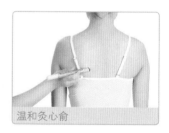
温和灸心俞

无瘢痕灸▶

选穴 百会、神门、中脘、丰隆、足三里。

方法 在穴位上先涂抹凡士林，让艾炷黏附，然后将麦粒大的艾炷放在穴位上，点燃。至艾炷燃烧近皮肤，患者有温热或者轻微灼热感时，就将未燃尽的艾炷移去或者压灭，施第2壮。每穴3~5壮，每日1次，10次为1个疗程，疗程间休息1天。

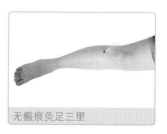
无瘢痕灸足三里

43 癫痫

癫痫是一种以大脑神经元异常放电引发忽然、短暂且反复发作的脑部功能失常为特征的综合征。因神经元异常放电的部位和扩散部位的不同，该病还可能引起运动、感觉、意识等不同形式的功能障碍。

临床表现

本病可以表现为单一意识、精神、运动、感觉或自主神经的功能紊乱，也可以兼有之，即表现为两种或多种症状的发作。如有的仅表现为失神，有的表现为意识障碍和全身抽搐，有的则表现为精神障碍等。

治疗方法

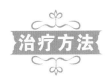
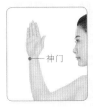
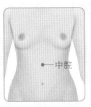
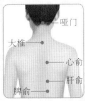
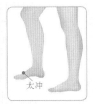

◎ 回旋灸▶

选穴 大椎、哑门、神门。

方法 点燃艾条，悬于施灸部位上方约3厘米高处，艾条在施灸部位上左右往返移动，或反复旋转进行灸治，以患者能忍受为度。每日1次，20次为1个疗程，疗程间休息3天。

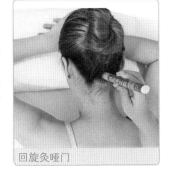

回旋灸哑门

◎ 温针灸▶

选穴 心俞、肝俞、脾俞、中脘、太冲。

方法 将针刺入腧穴得气后并给予适当补泻手法而留针时，将纯净细软的艾绒捏在针尾上，或用一段长1～2厘米艾条，插在针柄上，点燃施灸。待艾绒或艾条烧完后除去灰烬，将针取出。

温针灸太冲

面肌痉挛

44

面肌痉挛又称面肌抽搐、半侧颜面痉挛，表现为一侧面部肌肉发作性、节律性的不自主抽动。抽动多是从一侧眼睑开始，然后逐渐扩展至面部、口角，严重者可累及同侧颈部。

临床表现

面肌痉挛绝大多数限于一侧，常常发生于眼睑，类似眼皮跳，之后范围会扩大，在数月后会波及面部其他肌肉、口角直至颈阔肌。

本病发作前多无先兆，发作的时候表现为肌肉快速频繁的抽动，每次持续数秒或者数分钟，在间歇期一切如常人。

面部的自主运动、咀嚼、瞬目或随意的表情动作可诱发面肌抽搐发作，并可因情绪激动、紧张、劳累或阅读时间过长等因素而加重，而休息或情绪稳定时症状减轻。

发作严重者可终日抽搐不停，甚至睡眠中也可抽搐。有些患者可因眼睑强制性收缩导致睑裂变小，个别患者甚至面部肌肉也呈强直性收缩而致口角持续歪斜向病侧。

本病呈慢性病程，可迁延终生，对患者工作、精神和生活均产生很大影响。

治疗方法

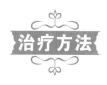

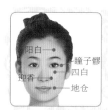

阳白　　　瞳子髎
迎香　　　四白
　　　　地仓

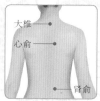

大椎
心俞

肾俞

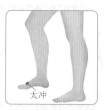

太冲

隔姜灸▶

选穴　阳白、瞳子髎、四白、迎香、地仓、大椎、心俞、肾俞、太冲。

方法　将鲜姜切成厚3毫米的片，然后用针扎孔若干，放在要施灸的穴位上，将艾炷点燃放在生姜片的中心进行施灸。如果患者有灼痛感，可将姜片提起稍后再进行灸治，如此反复进行，以局部出现潮红为度。每次选择3~5个穴位，每个穴位灸治3~5壮，7次为1个疗程。

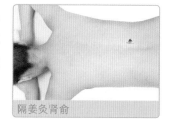
隔姜灸肾俞

头晕头痛

头痛是一种常见病症。头晕可由多种原因引起。头痛的原因较为复杂，颅内病变、颅外头颈部病变、头颈部以外躯体疾病及神经官能症、精神病都能引起头痛。

临床表现

头晕主要表现为头昏、头涨、目眩、头重脚轻、脑内摇晃、眼花等感觉。头痛是临床上常见病症之一，常限于头颅上半部，包括眉弓、耳轮上缘和枕外隆突连线上的疼痛。

治疗方法

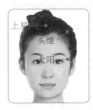
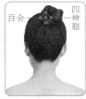
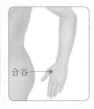
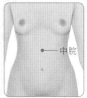

◎ 温和灸 ▶

选穴 百会、太阳、上星、合谷。

方法 患者取适宜体位，术者立于患者身侧，将艾条的一端点燃，对准应灸的腧穴部位，距离皮肤2～3厘米，进行熏烤，使患者局部有温热感而无灼痛为宜。每穴灸15～20分钟，灸至以患者感觉舒适为宜，局部皮肤潮红为度，每日灸1～2次。

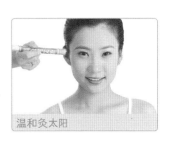
温和灸太阳

◎ 回旋灸 ▶

选穴 百会、四神聪、头维、中脘。

方法 点燃艾条，悬于施灸部位上方约3厘米高处。艾条在施灸部位上左右往返移动，或反复旋转进行灸治，使皮肤有温热感而不至于灼痛。一般每穴灸10～15分钟，移动范围在3厘米左右。

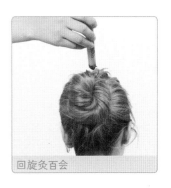
回旋灸百会

46 眩晕

眩晕是主观症状，是一种运动幻觉或运动错觉，是患者对于空间关系的定向感觉障碍或平衡感觉障碍，患者感觉到外界环境或者自身在旋转、移动或者摇晃，是由于前庭神经系统病变所致。

临床表现

真性眩晕 呈阵发性的外物或本身的旋转、倾倒感、堕落感，症状重，多伴有明显的恶心、呕吐等自主神经症状，持续时间短，数十秒至数小时，很少超过数天或数周者。多见于前庭外周性病变。

假性眩晕 为外物或自身的摇晃不稳感，或左右或前后晃动，注视活动物体时，或嘈杂环境下加重。症状较轻，伴发自主神经症状不明显，持续时间较长，可达数月之久，多见于脑部和眼部等疾患。

治疗方法

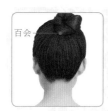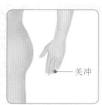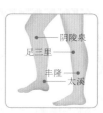

百会　关冲　阴陵泉　足三里　丰隆　太溪

无瘢痕灸 ▶

选穴　百会、关冲、阴陵泉、足三里、丰隆、太溪。

方法　将麦粒大圆锥形艾炷放在穴位上点燃施灸，在患者有灼热感的时候迅速压灭，用另一艾炷继续施灸。每次灸3~5壮，隔日灸治1次。

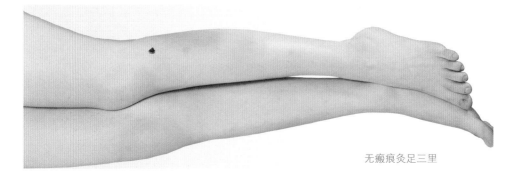

无瘢痕灸足三里

47 | 糖尿病

糖尿病是由多种病因引起的以慢性高血糖为特征的代谢紊乱。

临床表现

典型症状 即"三多一少"。

● 多尿：高浓度尿糖带走大量水分，因此排尿次数增多，尿量增多，夜尿增多。

● 多饮：水分丢失，出现口渴、多饮。

● 多食：热量丢失，常有饥饿感，进食量明显增加。

● 体重减轻，伴疲乏无力。

其他症状

● 反复的皮肤感染，如疖、痈，经久不愈的小腿和足部溃疡。

● 反复发生的泌尿系感染，发展迅速的肺结核。

● 女性外阴瘙痒。

● 四肢皮肤感觉异常，如麻木、针刺感、蚁走感。

● 出汗异常：半身出汗或时有大汗。

治疗方法

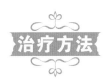
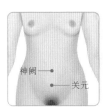
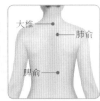
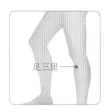

温和灸 ▶

选穴 肺俞、脾俞、大椎、神阙、足三里、关元。

方法 每次选用2~4个穴位。取适宜体位，术者站在患者一旁，点燃艾条对准穴位，距离皮肤2~3厘米，进行熏烤，使患者局部有温热感而无灼痛感为宜。每次每穴灸治20~40分钟，灸至患者感觉舒服为宜，局部皮肤潮红为度。每日灸1次，10次为1个疗程，疗程间隔为5天。

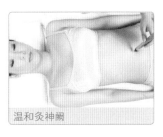

温和灸神阙

48 痛风

痛风是一种由于嘌呤生物合成代谢增加、尿酸产生过多或因尿酸排泄不良而致血中尿酸升高，尿酸盐结晶沉积在关节滑膜、滑囊软骨及其他组织中引起的反复发作性炎性疾病。

临床表现

临床分为四个时期，但并不是说每位痛风患者都会依次经历这四个时期。

第一期是无症状的高尿酸血症。此时期的患者血清中的尿酸浓度会增高，但未有关节炎、痛风石等症状，此期可能伴随患者一生，也有可能转变为急性痛风关节炎或者肾结石。

第二期是急性痛风关节炎，本期的患者受累关节部位出现剧痛症状，早期多表现为侵犯单一关节，其中有半数发生于一脚掌骨关节，因此患者疼痛难忍，无法穿鞋。痛风常侵犯部位包括大足趾、足背、足踝、足跟、膝、腕、手指和肘等部位。

第三期是发作时期，此期指的是患者症状消失的期间，但他们的痛风并未消失，多数在一年内发作，多在关节处发作，时间较长，可能伴有高热。

第四期是痛风石与慢性痛风关节炎，同时罹患这两种病多为慢性。

治疗方法

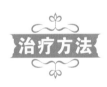
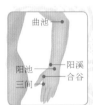
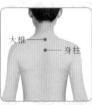
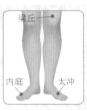
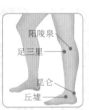

回旋灸▶

选穴　大椎、身柱、曲池。

足趾关节：内庭、太冲；踝关节：昆仑、丘墟；手指关节：三间；腕关节：阳池、阳溪、合谷；膝关节：阳陵泉、梁丘、足三里。

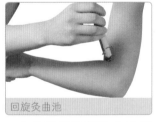
回旋灸曲池

方法　点燃艾条，悬于施灸部位上方约3厘米高处。艾条在施灸部位上左右往返移动，或反复旋转进行灸治，使皮肤有温热感而不至于灼痛。以局部皮肤红润，温热感患者能忍受为度。每日灸治1次，5次为1个疗程，疗程间隔为1天。

49 甲状腺功能亢进症

甲状腺功能亢进症（简称甲亢），是由多种原因引起的甲状腺激素分泌过多所致的一组常见内分泌疾病。

临床表现

甲亢患者全身各个系统都有不同程度的变化。

全身表现　怕热，多汗，乏力，体重减轻。

神经精神方面　神经质，易激动，情绪不稳定，焦虑不安，活动过多，注意力分散，失眠。

心血管系统　心悸，心跳加快，心律失常，心绞痛。

消化系统　吃得较多但比较容易饥饿，大便次数增加，腹泻。

皮肤肌肉　皮肤潮湿、瘙痒，肌肉软弱无力、疼痛，甚至肢体突然不能活动。

生殖内分泌系统　月经不规则，阳痿，生育力下降。

血液系统　可以引起白细胞减少、血小板减少或贫血。

治疗方法

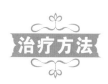
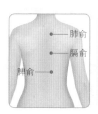
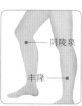
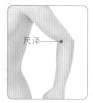
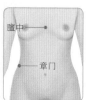

❀ 温和灸 ▶

选穴　①脾俞、膈俞、肺俞、阴陵泉；②尺泽、丰隆、章门、膻中。

方法　两组穴位交替使用。取适宜体位，术者站在患者一旁，点燃艾条对准穴位，距离皮肤2～3厘米，进行熏烤，使得患者局部有温热感而无灼痛感为宜。每次灸治10～15分钟，灸至患者感觉舒服为宜，局部皮肤潮红为度。每日灸1次，10次为1个疗程，疗程间休息1天。

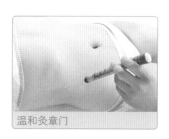

温和灸章门

淋证

淋证多因喝酒过度或过量食用肥甘食物，造成湿热或情绪不良，郁怒伤肝所致。

临床表现

淋证有血淋、石淋(砂淋)、气淋、膏淋、劳淋五种。

血淋有不同程度的血尿或尿中夹杂着紫暗血块；石淋，尿中有砂石，小便窘急不能出，或尿来中断，或尿出分叉；气淋，少腹满痛或胀坠，小便涩滞，尿后余沥不尽；膏淋，尿如脂膏或米泔水；劳淋，久淋，遇劳累、房劳即加重或诱发。

治疗方法

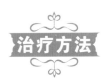
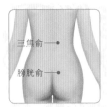
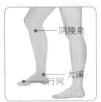

无瘢痕灸▶

选穴 膀胱俞、太溪、行间、三焦俞、阴陵泉。

方法 选择较小的艾炷，每个穴位灸5～7壮，每日1次，每次5～10分钟。

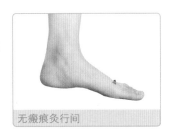
无瘢痕灸行间

灯火灸▶

选穴 膀胱俞、太溪、行间、三焦俞、阴陵泉。

方法

● 石淋、血淋：明灯爆灸法灸治。取灯心草1根，长度约10厘米，将灯心草蘸植物油点燃，快速对准穴位爆灸，接触皮肤听到爆响"叭"的一声，即为成功，此为1壮。每穴1壮，每日1次。

● 气淋、膏淋、劳淋：阴灯灼灸法灸治。灯心草2根，长度约为10厘米，将灯心草蘸植物油点燃约半分钟后即吹灭灯火，停约30秒，待灯火温度少降，利用灯火余烬点于穴位上灼灸之，一触即为1壮，每次可以灼灸1壮。每日可施灸1次，治愈为止。

51 癃闭

癃闭是指由于肾和膀胱气化失司导致的以排尿困难、全日总尿量明显减少、小便点滴而出，甚则闭塞不通为临床特征的一种病症。

临床表现

本病以排尿困难、全日总尿量较少、甚至小便不通为主要症状。

本病起病较突然或逐渐形成，一般在癃的阶段表现为小便不利，排尿滴沥不尽，排尿无力，尿流变细或尿流突然中断。在闭的阶段表现为小便不通，全日总尿量减少，甚至点滴全无，或者小便欲解不出，小腹满胀，状如覆碗。

尿闭可突然发生，亦可由癃逐渐发展而来。病情严重时，尚可出现头晕、胸闷气促、恶心呕吐、口气秽浊、水肿，甚至烦躁、神昏等症。尿道无疼痛感觉。

治疗方法

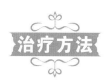
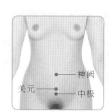
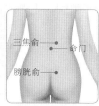
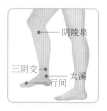

隔姜灸▶

选穴 关元、神阙、中极、命门、三焦俞、三阴交。

方法 将鲜姜切成厚3毫米的片，然后用针扎孔若干，放在要施灸的穴位上，将艾炷点燃放在生姜片的中心进行施灸。如果患者有灼痛感，可将姜片提起稍后再进行灸治，如此反复进行，以局部出现潮红为度。每天选择2～4个穴位，每次灸治15～20分钟，每日灸治1次，3次为1个疗程。

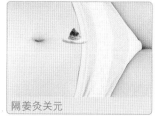

隔姜灸关元

明灯爆灸法▶

选穴 膀胱俞、太溪、行间、三焦俞、阴陵泉。

方法 取灯心草1根，长度约为10厘米，将灯心草蘸植物油点燃，快速对准穴位爆灸，接触皮肤听到爆响"叭"的一声，即为成功，此为1壮。每穴1壮，每日1次，灸愈为止。

52 | 肾炎

肾炎是两侧肾脏非化脓性的炎性病变。肾因肾小体受到损害出现水肿、高血压、蛋白尿等现象，是肾脏疾病中最常见的一种。

临床表现

一般来说，肾炎的常见症状有水肿、尿中泡沫增多、血尿、腰部酸痛、高血压等。

肾炎所致水肿经常出现在眼睑、面部、阴囊等比较疏松的地方，以后才开始出现下肢水肿，严重的时候也可能出现全身水肿，少数人可能有腹水。

肾炎患者尿中泡沫增多，一般是因为尿中蛋白质增多。此外，肾炎患者还感觉到明显的腰痛。而肾结石所致腰痛多是很剧烈，且多向大腿内放射。一些肾炎患者还可能伴有高血压。

治疗方法

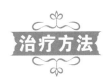
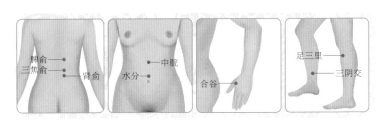

☯ 温和灸 ▶

选穴 肾俞、脾俞、三焦俞、中脘、水分、足三里、三阴交、合谷。

方法 每次选择5～7个穴位。取适宜体位，术者站在患者一旁，点燃艾条对准穴位，距离皮肤2～3厘米，进行熏烤，使得患者局部有温热感而无灼痛感为宜。每次灸治10～15分钟，灸至患者感觉舒服为宜，局部皮肤潮红为度。每日灸1次。

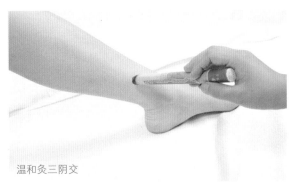

温和灸三阴交

53 尿失禁

尿失禁是由于膀胱括约肌损伤或神经功能障碍而丧失排尿自控能力，使尿液不自主地流出。

临床表现

根据临床表现，尿失禁可以分为5种：充溢性尿失禁、无阻力性尿失禁、反射性尿失禁、急迫性尿失禁及压力性尿失禁。

充溢性尿失禁 是由于下尿路有较为严重的机械性或者功能性阻碍引起尿潴留，当膀胱压升到一定程度并且超过尿道阻力的时候，尿液会不断地从尿道中滴出。这类患者的膀胱呈膨胀状态。

无阻力性尿失禁 是由于尿道阻力完全丧失，膀胱内不能储存尿液，患者在站立时尿液全部由尿道流出。

反射性尿失禁 是由完全的上运动神经元病变引起，患者不自主地间歇排尿（间歇性尿失禁），排尿没有感觉。

急迫性尿失禁 可由部分性上运动神经元病变或急性膀胱炎等强烈的局部刺激引起，患者有十分严重的尿频、尿急症状。由于强烈的逼尿肌无抑制性收缩而发生尿失禁。

压力性尿失禁 是当腹压增加时（如咳嗽、打喷嚏、上楼梯或跑步时）即有尿液自尿道流出。引起这类尿失禁的病因很复杂，需要做详细检查。

治疗方法

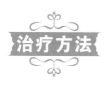

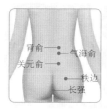

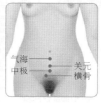

温盒灸

选穴 中极、气海、关元、横骨、肾俞、气海俞、关元俞、秩边、长强。

方法 把温灸盒安放于应灸部位的中央，点燃艾卷后，置铁纱上，盖上盒盖。每次可灸15～30分钟。

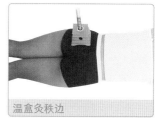

温盒灸秩边

尿潴留

膀胱内积有大量的尿液不能排出，称之为尿潴留。引起尿潴留的原因很多，一般分为阻塞性和非阻塞性两种。阻塞性尿潴留的原因有前列腺肥大、尿道狭窄、膀胱或尿道结石、肿瘤等疾病，阻塞了膀胱颈或尿道而发生尿潴留。非阻塞性尿潴留即膀胱和尿道并无器质性病变，尿潴留是由排尿功能障碍引起的。

临床表现

急性尿潴留　忽然短时间内尿液膨胀，膀胱迅速膨胀而成为无张力膀胱，下腹胀感并膨隆，尿意急迫，而不能自行排尿。

慢性尿潴留　慢性尿潴留是由膀胱颈以下梗阻性病变引起的排尿困难发展而来。由于持久而严重的梗阻，膀胱逼尿肌初期可增厚，后期可变薄，黏膜表面小梁增生，小室及假性憩室形成，膀胱代偿功能不全，残余尿量逐渐增加，可出现假性尿失禁。

治疗方法

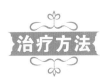
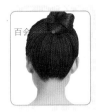
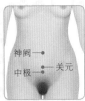
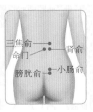
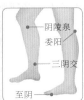

回旋灸▶

选穴　神阙、关元、中极、命门、三焦俞、三阴交、百会、肾俞、小肠俞、膀胱俞、委阳、阴陵泉、至阴。

方法　每次选用2～4个穴位。点燃艾条，悬于施灸部位上方约3厘米高处。艾条在施灸部位上左右往返移动，或反复旋转进行灸治，使皮肤有温热感而不至于灼痛。以局部皮肤红润，温热感患者能忍受为度。每日灸治1次，每个穴位施灸10～20分钟，5次为1个疗程，疗程间隔为1天。

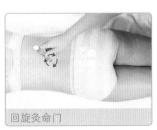
回旋灸命门

55 泌尿系感染

泌尿系感染是由细菌引起的肾盂肾炎、膀胱炎、尿道炎等疾病的总称。一般以腰痛、尿频、尿急、尿痛为主要临床特点。

临床表现

除了尿频、尿急、尿痛以外，泌尿系感染还会出现以下症状：排尿不适，尿道灼热，小便淋漓不断，夜尿多；尿道口有分泌物，常会引起内裤污染；大小便的时候会有白色分泌物从尿道流出，同时可能伴随乏力、头晕、失眠。全身甚至会出现暗红色无痛感和痒感的斑丘疹等。

治疗方法

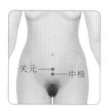
关元 — 中极

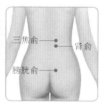
三焦俞 — 肾俞
膀胱俞 —

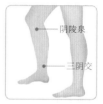
— 阴陵泉
— 三阴交

◎ 回旋灸 ▶

选穴 膀胱俞、三焦俞、中极、三阴交、阴陵泉。

方法 点燃艾条，悬于施灸部位上方约3厘米高处。艾条在施灸部位上左右往返移动，或反复旋转进行灸治，使皮肤有温热感而不至于灼痛。每次每个穴位施灸5~10分钟，每日灸治1次，10次为1个疗程，疗程间隔为1天。此法用于急性期。

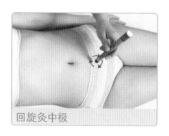
回旋灸中极

◎ 温和灸 ▶

选穴 肾俞、膀胱俞、中极、关元、三阴交。

方法 取适宜体位，术者站在患者一旁，点燃艾条对准穴位，距离皮肤2~3厘米，进行熏烤，以患者局部有温热感而无灼痛感为宜。每次灸治10~15分钟，灸至患者感觉舒服为宜，局部皮肤潮红为度。隔日1次，治疗2周。此法用于痊愈巩固期。

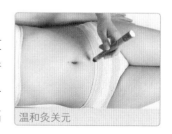
温和灸关元

56 泌尿系结石

泌尿系结石，是指发生于泌尿系统的结石，又称尿石症，是最常见的泌尿外科疾病之一。主要包括肾、输尿管、膀胱和尿道的结石。尿路结石男性多于女性。

临床表现

本病发病突然，剧烈腰痛，疼痛多呈持续性或间歇性，并沿输尿管向髂窝、会阴及阴囊等处放射；出现血尿或脓尿，排尿困难或尿流中断等。

治疗方法

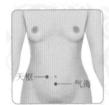
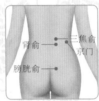
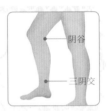

温和灸▶

选穴 肾俞、膀胱俞、三焦俞、京门、天枢、气海、阴谷、三阴交。

方法 取适宜体位，术者站在患者一旁，点燃艾条对准穴位，距离皮肤2~3厘米，进行熏烤，使得患者局部有温热感而无灼痛感为宜。每次灸治10~15分钟，灸至患者感觉舒服为宜，局部皮肤潮红为度。每日灸1次，10次为1个疗程，疗程间隔为3天。

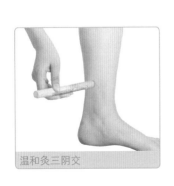
温和灸三阴交

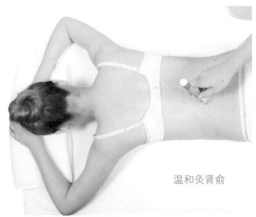
温和灸肾俞

57 休克

休克是常见的一种急症，是由于各种致病因素导致有效循环血量下降，使全身各组织和重要器官灌注不足，从而导致一系列代谢紊乱、细胞受损及脏器功能障碍。

临床表现

休克早期 患者神志清醒，但烦躁不安，会随时焦虑，面色及皮肤苍白，口唇和甲床略带青紫，出冷汗，肢体湿冷，可能会伴有恶心、呕吐、心跳加快。

休克中期 除了以上症状外，神志尚清楚，但软弱无力，表情淡漠，反应迟钝，意识模糊，脉搏细速，按压稍重就消失。

休克晚期 在此期发生弥散性血管内凝血和广泛的心脏器质性损害。前者引起出血，可有皮肤、黏膜和内脏出血，消化道出血和血尿较常见；肾上腺出血可导致急性肾上腺皮质功能衰竭；胰腺出血可导致急性胰腺炎。可发生心力衰竭、急性呼吸衰竭、急性肾功能衰竭、脑功能障碍和急性肝功能衰竭等。

治疗方法

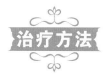
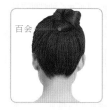
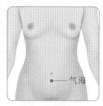
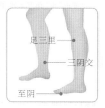

隔物灸 ▶

选穴 至阴、气海、百会、足三里、三阴交。

方法 用大艾炷进行灸治。隔薄棉灸以上穴位，每穴各灸5~7壮，艾炷如拇指粗，或者用艾卷近距离灸灼也可，每穴灸5~10分钟。

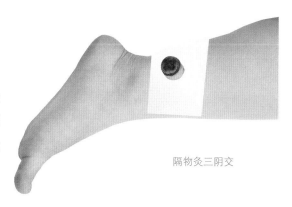

隔物灸三阴交

58 心绞痛

心绞痛是冠状动脉供血不足，心肌急剧的暂时缺血与缺氧所引起的临床综合征。心绞痛的产生主要是因为心肌血液供需之间失去了平衡导致的。

临床表现

早期心绞痛　疼痛位于胸骨下端1/3处，即胸廓正中线与左侧乳头之间疼痛。疼痛的范围经常是一片，还会放射至颈部前方喉头等处，并感觉似被人掐住一般，疼痛可持续3~4分钟，有的长达十几分钟。

发病期心绞痛　忽然发生的胸骨中上部的压榨痛、紧缩感、窒息感、烧灼痛、重物压胸感，胸痛逐渐加重，数分钟达高潮，并可放射至左肩内侧、颈部、下颌、上中腹部或双肩，伴有冷汗，以后逐渐减轻，持续时间为几分钟，经休息或服硝酸甘油可缓解。

不典型者可在胸骨下段、上腹部或心前压痛。有的仅有放射部位疼痛，如咽喉发闷、下颌痛、颈椎压痛。老年人发病期心绞痛的症状常不典型，可仅感胸闷、气短、疲倦。老年糖尿病患者甚至仅感胸闷而无胸痛表现。

治疗方法

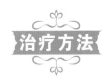
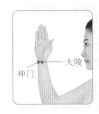
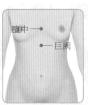
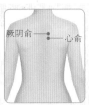
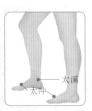

❋ 回旋灸 ▶

选穴　①大陵、太冲、巨阙、膻中；②神门、太溪、心俞、厥阴俞。

方法　两组穴位交替使用。点燃艾条，悬于施灸部位上方约3厘米高处。艾条在施灸部位上左右往返移动，或反复旋转进行灸治，使皮肤有温热感而不至于灼痛。每次每个穴位施灸10~15分钟，每日灸治1次，5次为1个疗程，疗程间隔为1天。

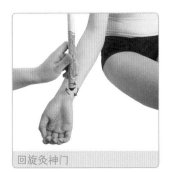
回旋灸神门

风湿性心脏病

风湿性心脏病(简称风心病)是常见的一种心脏病，是风湿病变侵犯心脏的后果，表现为瓣膜口狭窄或关闭不全，患者中女性多于男性。受损的瓣膜以二尖瓣最常见，也可以几个瓣膜同时受累，称为联合瓣膜病变。

临床表现

轻度瓣膜病变可无症状。早期症状可见心悸、心前区不适等表现，此时如果患者有风湿性关节炎或其他风湿热病史，应怀疑风湿性心脏病。若病情加重，心脏代偿功能失调时会出现呼吸困难、咯血、咳嗽、腹胀、食欲缺乏、恶心、呕吐、尿量减少、夜尿多等心力衰竭症状。

治疗方法

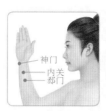

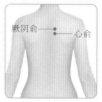

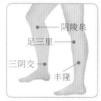

✿ 温和灸 ▶

选穴 郄门、内关、神门、阴陵泉、三阴交、丰隆、足三里、心俞、厥阴俞。

方法 每次取2~3个穴位。取适宜体位，术者站在患者一旁，点燃艾条对准穴位，距离皮肤2~3厘米，进行熏烤，使得患者局部有温热感而无灼痛感为宜。每次灸治10~15分钟，灸至患者感觉舒服为宜，局部皮肤潮红为度。每日灸1次，10次为1个疗程。

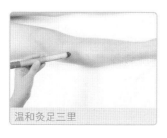

温和灸足三里

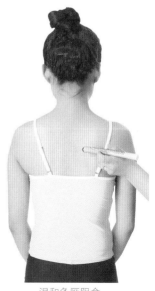

温和灸厥阴俞

60 # 无脉症

肢体的脉搏明显减弱或缺如，血压明显降低或测不出，即称无脉症。无脉症是临床常见病症，多见于血管疾病，也可见于非心血管疾病。

临床表现

肢体忽然疼痛，皮肤温度下降，肤色苍白，干燥，肢体末梢营养障碍，温度变化较大的时候，疼痛会加大。无脉症患者比常人对冷更有敏感性，还有可能出现麻木、针刺或蚁行感。

治疗方法

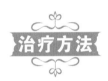
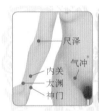
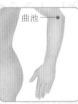
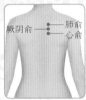

❀ 无瘢痕灸 ▶

选穴 心俞、内关、太渊、厥阴俞。

上肢无脉症加肺俞、尺泽、神门；下肢无脉症加气冲、太冲、太溪、箕门，血压升高加曲池。

方法 将麦粒大圆锥形艾炷放在穴位上点燃施灸，在患者有灼热感的时候迅速去掉，用另一艾炷继续施灸。每次选择3～5穴，每穴3～5壮，10日为1个疗程。

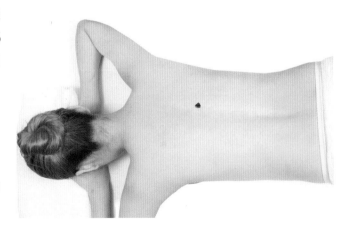

无瘢痕灸心俞

61 心脏神经官能症

心脏神经官能症是神经官能症的一种特殊类型,以心血管系统功能失常为主要表现,可同时具有其他的神经官能症,其症状多种多样,大多发生于青壮年,多见于女性,尤其是更年期妇女。

临床表现

常见症状为心悸。多数患者心率加快,心排血量增加与短暂血压升高,轻度活动就可让心率增快,心前疼痛,大多数持续数秒,也有的持续数天。患者有缺氧、呼吸不畅、呼吸频率并不增快之感。时间较长甚至整天闷痛,大叹气后可暂时缓解。少数为极短暂仅几秒钟的刺痛。同时还可能有焦虑、紧张、手掌多汗等。

治疗方法

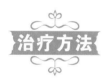
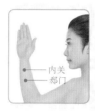
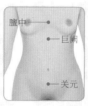
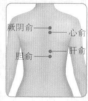
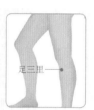

◎ 温盒灸▶

选穴 内关、心俞、肝俞、胆俞、膻中、关元、足三里、郄门。

方法 将温灸盒放置于穴位上,点燃两节4～5厘米长的艾条置于铁纱上。每次选用2～3个穴位,每个穴位施灸20～30分钟,每日1次,10日为1个疗程。

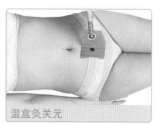

温盒灸关元

◎ 隔姜灸▶

选穴 心俞、厥阴俞、巨阙、膻中。

方法 将鲜生姜切成厚约0.3厘米的片,用针扎孔数个,置施灸穴位上,用大、中艾炷点燃放在姜片中心施灸。若患者有灼痛感可将姜片提起,使之离开皮肤片刻,旋即放下,再行灸治,反复进行,以局部皮肤潮红湿润为度。一般每穴每次施灸5～7壮,每日灸1～2次。

62 高血压病

高血压病是常见病，一般接连两天测得血压高于140/90mmHg就可以确诊。高血压病经常伴有脂肪和糖代谢紊乱以及心、脑等器官的功能性或器质性改变的全身性疾病。

临床表现

高血压病按照起病的缓急可分为缓进型和急进型，以缓进型多见。

缓进型高血压病 早期多无症状，只在偶尔体检的时候发现血压增高或者精神紧张、情绪激动、头晕眼花等症状。

急进型高血压病 也称恶性高血压病，可由缓进型高血压病转变而来。视力迅速减退，出现蛋白尿、血尿及肾功能不全，也可发生心力衰竭、高血压脑病和高血压危象。

治疗方法

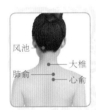
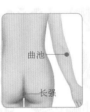
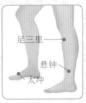
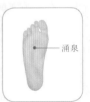

风池 大椎 肺俞 心俞 曲池 长强 足三里 悬钟 太冲 涌泉

温和灸▶

选穴 风池、曲池、太冲、涌泉、足三里。

方法 患者取适宜体位，术者立于患者身侧，将艾条一端点燃，对准应灸的腧穴，距皮肤2~3厘米，进行熏烤，使患者局部有温热感而无灼痛为宜。每穴灸10分钟，灸至以患者感觉舒适为宜，局部皮肤潮红为度，每日灸1次。

瘢痕灸▶

选穴 足三里、悬钟、大椎、长强、肺俞、心俞。

方法 取穴，用碘酒进行消毒后，在穴位上涂抹姜汁，将麦粒大小的艾炷放在穴位上，点燃施灸，每穴灸3~5壮，灸治完后，在灸治穴位上贴敷红霉素软

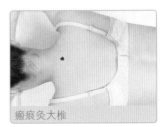
瘢痕灸大椎

膏，隔日1次，至发出灸疮为止，待灸疮愈合后再进行灸治，此法适用于高血压病日久者。

低血压

低血压是指动脉血压的收缩压低于90mmHg和（或）舒张压低于60mmHg。

临床表现

低血压病情轻微症状可有头晕、头痛、食欲缺乏、疲劳、脸色苍白、消化不良、晕车船等；严重症状包括直立性眩晕、四肢冷、心悸、呼吸困难、共济失调、发音含糊，甚至昏厥、需长期卧床。

治疗方法

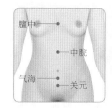

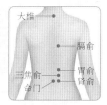

⊚ 温和灸 ▶

选穴 关元、气海、命门、肾俞、胃俞、大椎。

方法 取适宜体位，术者站在患者一旁，点燃艾条对准穴位，距离皮肤2～3厘米，进行熏烤，使得患者局部有温热感而无灼痛感为宜。每次灸治10～15分钟，灸至患者感觉舒服为宜，局部皮肤潮红为度，每日灸1次，5次为1个疗程，疗程间隔1天。

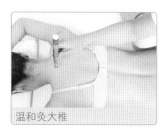

温和灸大椎

⊚ 回旋灸 ▶

选穴 膻中、中脘、三焦俞、膈俞、肾俞。

方法 点燃艾条，悬于施灸部位上方约3厘米高处。艾条在施灸部位上左右往返移动，或反复旋转进行灸治，使皮肤有温热感而不至于灼痛。每次每个穴位施灸10～15分钟，每日灸治1次。

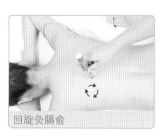

回旋灸膈俞

高脂血症

高脂血症是人体脂质代谢失常，血浆内脂质浓度超过正常范围的病症。因脂质多与血浆中蛋白结合，故又称高脂蛋白血症。

临床表现

目前，医学上将高脂血症分为五类，具体如下。

Ⅰ型高脂蛋白血症　也称高乳糜微粒血症，属于遗传性疾病，多发生于青少年时期，主要表现是在肘、背和臂部可见皮疹样的黄色瘤，但未见眼睑黄色斑瘤和肌腱黄色瘤。肝脾肿大，其大小程度随血三酰甘油（甘油三酯）含量高低而改变，同时还伴有反复腹痛，常伴急性胰腺炎发作。

Ⅱ型高脂蛋白血症　亦称高β脂蛋白血症或家族性高胆固醇血症，是显性遗传性疾病。其主要临床表现是眼睑黄色瘤，发生于眼睑部位。此外，还能见到皮下结节状黄色瘤，多发于皮肤受压处。同时还伴有动脉粥样硬化。

Ⅲ型高脂蛋白血症　亦称"阔β"型高脂蛋白血症，多为家族隐性遗传疾病，患者在30～40岁的时候才出现扁平黄色瘤，常发生于手掌部；结节性疹状黄色瘤和肌腱黄色瘤。

早发动脉粥样硬化和周围血管病变，常伴肥胖和血尿酸增高，约40%患者可有异常的糖耐量变化。

Ⅳ型高脂蛋白血症　亦称高前β脂蛋白血症，本型在临床上非常多见，临床表现为肌腱黄色瘤、皮下结节状黄色瘤、皮疹样黄色瘤及眼黄色斑瘤；视网膜脂血症；进展迅速的动脉粥样硬化；可伴胰腺炎、血尿酸增高；多数患者伴糖耐量异常。

Ⅴ型高脂蛋白血症　系Ⅰ型和Ⅳ型的混合型，即高乳糜微粒和高前β脂蛋白血症，可同时兼有两型的特征。最常继发于急性代谢紊乱，如糖尿病酮症酸中毒、胰腺炎和肾病综合征等，也可能以肝脾肿大、腹痛伴胰腺炎发作为主要临床表现。

现在，改善高脂血症的主要方法除了药物治疗，生活中还要注意控制体重，保持适当运动，平衡饮食结构，同时最好戒烟。

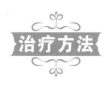
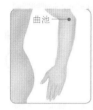
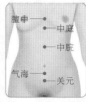
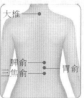
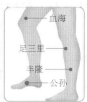

治疗方法

🌸 隔姜灸 ▶

选穴 中脘、丰隆、足三里、大椎、膻中。

方法 将鲜生姜切成厚约0.3厘米的片，用针扎孔数个，置施灸穴位上，用大、中艾炷点燃放在姜片中心施灸。若患者有灼痛感可将姜片提起，使之离开皮肤片刻，旋即放下，再行灸治，反复进行，以局部皮肤潮红湿润为度。一般每穴每次施灸5～7壮，每日灸1～2次。

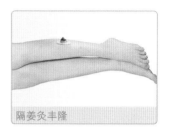
隔姜灸丰隆

🌸 回旋灸 ▶

选穴 脾俞、胃俞、中庭、三焦俞。

方法 点燃艾条，悬于施灸部位上方约3厘米高处。艾条在施灸部位上左右往返移动，或反复旋转进行灸治，使皮肤有温热感而不至于灼痛。一般每穴灸10～15分钟，移动范围在3厘米左右。

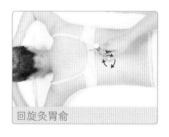
回旋灸胃俞

🌸 温盒灸 ▶

选穴 气海、关元、公孙、血海、丰隆、曲池。

方法 把温灸盒安放于应灸部位的中央，点燃艾卷后，置铁纱上，盖上盒盖。每次可灸15～30分钟。

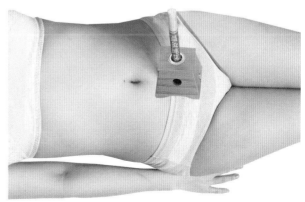
温盒灸关元

65 血栓闭塞性脉管炎

血栓闭塞性脉管炎是一种以周围血管炎症和闭塞为特点的疾病，主要累及四肢中、小动、静脉，尤以下肢为甚。

绝大多数患者为青壮年男性吸烟者。

临床表现

起病的时候肢端发凉、怕冷、麻木、酸痛，继而出现间歇性跛行，最后发展为静息痛，尤以夜间为甚。肢端皮肤呈紫红或苍白色，皮温降低，皮肤干燥，小腿肌肉萎缩，趾或足发生溃疡及干性坏疽，伴有游走性浅静脉炎，足背动脉和（或）胫后动脉搏动减弱或消失。肢体平卧抬高患肢时肢体末端苍白、下垂时潮红或发绀。

治疗方法

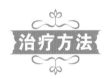
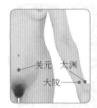
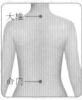
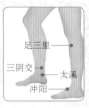

❀ 隔姜灸 ▶

选穴 大椎、大陵、命门、太溪。

方法 将鲜姜切成厚3毫米的片，用针扎孔若干，放在要施灸的穴位上，将艾炷点燃放在生姜片的中心进行施灸。如患者有灼痛感，可将姜片提起稍后再进行灸治，如此反复进行，以局部出现潮红为度。每穴每次灸5～7壮，每日灸治1次，10次为1个疗程。

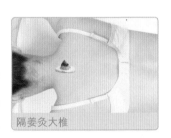
隔姜灸大椎

❀ 回旋灸 ▶

选穴 足三里、三阴交、太渊、冲阳、八风、关元。

方法 点燃艾条，悬于施灸部位上方约3厘米高处。艾条在施灸部位上左右往返移动，或反复旋转进行灸治，使皮肤有温热感而不至于灼痛。一般每穴灸10～15分钟，移动范围在3厘米左右。

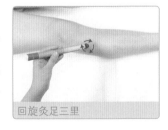
回旋灸足三里

66 血小板减少症

血小板减少症是指血液中血小板单位细胞数减少或缺乏的症状。发生血小板减少症，通常是由于机体所形成的抗体（有防护作用的生化物质）攻击自身的血小板所致。某些急性感染是造成本病的根本原因。

临床表现

其病症主要为皮肤黏膜出现一种细小的、呈鲜红色及暗红色斑点的皮疹；鼻出血及皮下淤血也是常见症状；受伤后，伤口的出血时间比正常人长，并且极易发生重大的内出血现象。而血小板减少症的引发因素主要分三种。

- 血小板生成减少或无效死亡，分为遗传性和获得性两种。
- 血小板破坏过多。
- 血小板在脾内滞留过多。

治疗方法

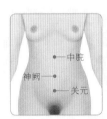

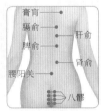

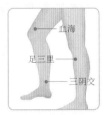

温和灸 ▶

选穴 足三里、八髎、腰阳关、神阙、关元、膈俞、肝俞、脾俞、肾俞、膏肓、三阴交、血海、中脘。

方法 每次选择3~6个穴位。取适宜体位，术者站在患者一旁，点燃艾条对准穴位，距离皮肤2~3厘米，进行熏烤，使得患者局部有温热感而无灼痛感为宜。每次灸治10~15分钟，灸至患者感觉舒服为宜，局部皮肤潮红为度。每日灸1~2次。

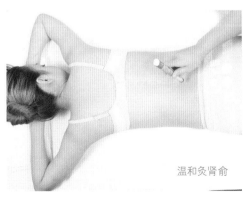

温和灸肾俞

67 冠心病

冠状动脉粥样硬化性心脏病简称冠心病，是一种最常见的心脏病，是指因冠状动脉狭窄、供血不足而引起的心肌功能障碍和(或)器质性病变，故又称缺血性心脏病。

临床表现

心绞痛型冠心病　具体表现为胸骨后的压榨感、闷胀，并且有明显的焦虑感，一般持续3~5分钟，一般发散到左侧臂部、肩部、下颌、咽喉部、背部，也可放射到右臂，有时可累及这些部位而不影响胸骨后区。情绪激动、用力、饱餐等增加心肌耗氧情况下发作的心绞痛称为劳力性心绞痛。

心肌梗死型冠心病　梗死发生前1周左右常有前驱症状，如静息和轻微体力活动时发作的心绞痛，伴有明显的不适和疲惫。梗死时的具体表现为持续性剧烈压迫感、闷塞感，甚至刀割样疼痛，位于胸骨后，常波及整个前胸，以左侧为重。

一些患者可沿左臂尺侧向下放射，引起左侧腕部、手掌和手指麻刺感。疼痛部位与心绞痛部位相一致，但疼痛更为持久剧烈，同时伴有低热、烦躁不安、多汗和冷汗、恶心、呕吐。

无症状性心肌缺血型冠心病　很多患者有比较惯犯的冠状动脉阻塞但没有心绞痛症状，一些患者在心肌梗死的时候也没有感到心绞痛，一些患者在发生心脏猝死后，经常规检查才发现心肌梗死，这类患者平时应该注意心脏保健。

心力衰竭和心律失常型冠心病　一些患者由于病变，心绞痛逐渐消失，却出现心力衰竭，如气紧、水肿、乏力等，还有各种心律失常，表现为心悸。还有部分患者从来没有心绞痛，而直接表现为心力衰竭和心律失常。

猝死型冠心病　指由于冠心病引起的不可预测的突然死亡，在急性症状出现以后6小时内发生心搏骤停所致。主要是由于缺血造成心肌细胞电生理活动异常，而发生严重心律失常所致。

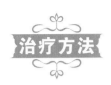
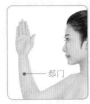
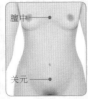
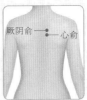
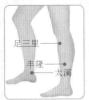

治疗方法

温和灸▶

选穴 心俞、厥阴俞、膻中、足三里、关元、郄门、丰隆、太溪。

方法 每次选择2～4个穴位。取适宜体位，术者站在患者一旁，点燃艾条，置于穴位上方，距离皮肤2～3厘米，进行熏烤，使得患者局部有温热感而无灼痛感为宜。每次每穴灸治15～30分钟，灸至患者感觉舒服为宜，局部皮肤潮红为度。每日灸1次，3次为1个疗程。

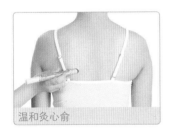

温和灸心俞

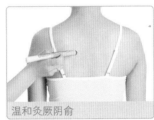

温和灸厥阴俞

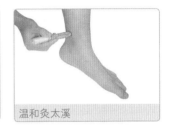

温和灸太溪

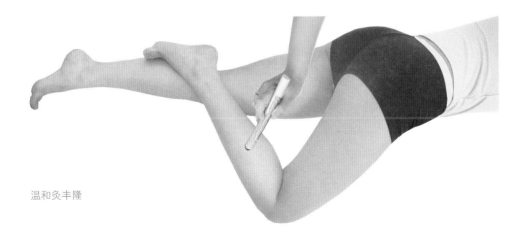

温和灸丰隆

68 心律失常

心律失常指心律起源部位、心搏频率与节律以及冲动传导等的异常，患者不自觉的心慌心悸，甚至不能控制。

临床表现

轻度的心律失常并无明显的临床特征，较为严重的心律失常，如病态窦房结综合征、快速心房颤动、阵发性室上性心动过速、持续性室性心动过速等，可引起心悸、胸闷、头晕、低血压、出汗，严重者可出现晕厥，甚至猝死。

患者应保证充足的休息和睡眠，饮食为富含纤维素的食物，避免饱餐及咖啡、浓茶等刺激性饮食。服用抗心律失常药物时，应密切观察药物的效果及不良反应，普及测量脉搏的方法、心律失常发作时的应对措施及心肺复苏术，以便于自我监测病情和自救。

治疗方法

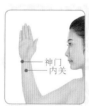
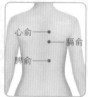
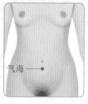
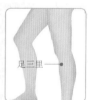

温和灸 ▶

选穴 神门、内关、足三里、心俞、脾俞、膈俞、气海。

方法 患者取适宜体位，术者立于患者身侧，将艾条的一端点燃，对准应灸的腧穴部位，距离皮肤2～3厘米，进行熏烤，使患者局部有温热感而无灼痛为宜。每穴灸15～20分钟，灸至以患者感觉舒适为宜，局部皮肤潮红为度。每日灸1～2次。

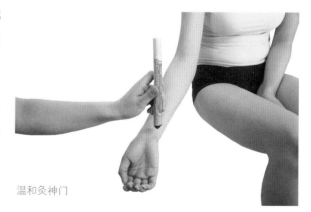

温和灸神门

69 直肠脱垂

肛管、直肠和乙状结肠向下移位称为肛管直肠脱垂。如果只是黏膜下脱的临床上称不完全直肠脱垂；直肠全层下脱称完全直肠脱垂。脱垂部分在直肠内即内脱垂，脱出肛门外者为外脱垂。

临床表现

其症状最开始常有便秘、排便不规律，总感觉直肠满胀或者排不干净，在排便的时候会有肿物脱出，但可自行缩回。时间较久的行走及用力都能使其脱出，常需要送回。由于经常脱出而排出黏液污染内裤。肠黏膜受损发生溃疡时还可引起出血和腹泻。患者常感盆部和腰骶部坠胀、拖拽，会阴部及股后部钝痛等。

治疗方法

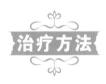
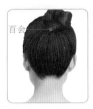
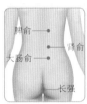
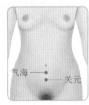
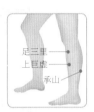

⚘ 温和灸▸

选穴 百会、长强、承山、足三里。

方法 取适宜体位，术者站在患者一旁，点燃艾条对准穴位，距离皮肤2～3厘米，进行熏烤，使得患者局部有温热感而无灼痛感为宜。每次灸治10～15分钟，灸至患者感觉舒服为宜。局部皮肤潮红为度。每日灸1～2次，5次为1个疗程。

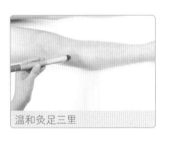
温和灸足三里

⚘ 雀啄灸▸

选穴 百会、长强、大肠俞、上巨虚、脾俞、肾俞、气海、关元。

方法 将艾卷点燃的一端对准穴位，像小雀啄米一样一起一落忽近忽远地施灸。每次灸5分钟，每日1次，5次为1个疗程。

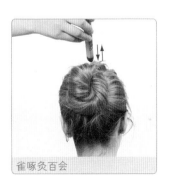
雀啄灸百会

70 鸡眼

鸡眼是由长期摩擦和受压引起的圆锥形角质层增厚，有角质中心核，尖端深入皮内，基底露于外面。多见于青年人，好发于足底及足趾。

临床表现

鸡眼的大小各不相同，小至米粒，大到黄豆，表面光滑，隆起明显，界限清楚，疣体大多呈淡黄或深黄色，中心有倒圆锥状的角质栓嵌入真皮，角化明显，单发或多发，好发于手指、手背、足缘等处。多数2年内自行消退，也可持久不愈。

治疗方法

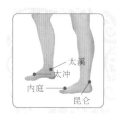

温和灸▶

选穴 阿是穴（鸡眼）。

方法 先用温水浸泡患处15分钟，让鸡眼角质软化，常规消毒后，用小刀将其角化部分切除，再在上面放一层消毒纱布，点燃艾条对准穴位，距离皮肤2～3厘米，进行熏烤，使得患者局部有温热感而无灼痛感为宜，每次20分钟，灸治完毕后进行常规包扎和换药处理，以防灼伤和污染创面。

隔姜灸▶

选穴 内庭、昆仑、太冲、太溪、阿是穴（鸡眼）。

方法 鸡眼的局部处理与"温和灸"相同。

将鲜姜切成厚3毫米的片，用针扎孔若干，放在要施灸的穴位上，将艾炷点燃放在生姜片中心进行施灸。如患者有灼痛感，可将姜片提起稍后再进行灸治。如此反复灸治20分钟。

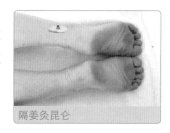
隔姜灸昆仑

雷诺病

雷诺病，又称"肢端动脉痉挛症"，是一种血管神经功能紊乱引起的肢端小动脉痉挛性疾病。没有特别原因而引发的称为特发性雷诺综合征；继发于其他疾病者，则称为继发性雷诺综合征。好发于20~30岁之间的女性，且于寒冷季节或情绪激动、紧张或过度疲劳后发作频繁，病情加重。

引起本病的病因目前还不清楚，多数认为与内分泌功能、中枢神经功能失调、遗传因素等有关。

临床表现

雷诺病的主要症状是手指或其他患部变色。正常的肤色会由白色变为蓝色、红色，变化的速度随患部所在处的温度而有不同。这种病通常不会发生疼痛，却会有麻木及患部内有"针刺感"。

雷诺病是以很慢的速度逐渐恶化的，而雷诺现象却恶化得很快。这种病到了晚期，患部皮肉萎缩，当组织受损时，会形成小溃疡，这是由于组织无法获得足够血液供应所致。

治疗方法

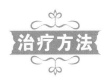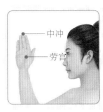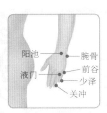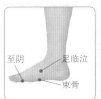

温和灸▶

选穴 上肢病取少泽、前谷、关冲、腕骨、液门、阳池、中冲、劳宫；下肢病取至阴、束骨、足临泣。

方法 取适宜体位，术者站在患者一旁，点燃艾条对准穴位，距离皮肤2~3厘米，进行熏烤，使得患者局部有温热感而无灼痛感为宜。每次灸治10~15分钟，灸至患者感觉舒服为宜，局部皮肤潮红为度。每日灸1~2次，5次为1个疗程。

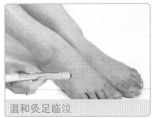
温和灸足临泣

72 痔

人体直肠末端黏膜下和肛管皮肤下静脉丛发生扩张和屈曲所形成的柔软静脉团，称为痔，又名痔疮、痔核、痔病、痔疾等。

临床表现

本病在医学上有内痔、外痔、混合痔之分，是一种常见的疾病。

内痔　发生在肛管齿状线以上的为内痔，由痔内静脉丛形成。内痔一般无痛感，早期症状多是在大便的时候有少量出血，严重时每次排便或者下蹲用力都会出血，有时呈放射状射血，而且便前、便后均可发生，有时可因此引起贫血。

外痔　外痔位于肛管齿状线以下，由痔外静脉丛形成。以疼痛、肿块为主要症状，肛门周围常有大小不等、形状不一的皮赘。外痔一般情况下赘生于肛门缘，在摩擦、潮湿的刺激下可引起肿胀，久站或长时间行走后，常自觉肛门外有异物。

混合痔　由痔内静脉丛和痔外静脉丛之间彼此吻合相通的静脉形成。有内痔和外痔两种特性，临床以直肠黏膜及皮肤脱出、坠胀、疼痛、反复感染为主要症状。

治疗方法

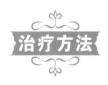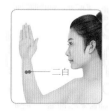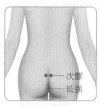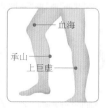

无瘢痕灸 ▶

选穴　长强、上巨虚、二白、次髎、承山、血海。

方法　将麦粒大圆锥形艾炷放在穴位上点燃施灸，在患者有灼热感的时候迅速去掉，用另一艾炷继续施灸。每次灸3～5壮。

无瘢痕灸二白

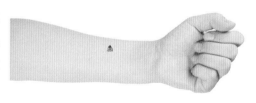

冻疮

冻疮是冬天极为常见的皮肤病，是由于冬季气候寒冷，外露的皮肤受到冷冻的刺激，时间一长，皮下小动脉发生痉挛收缩，产生血液瘀滞，使局部组织缺氧，导致组织细胞受到损害。

临床表现

本病好发于手足、面颊、耳郭等部位。皮损为瘙痒性局限性水肿性红斑，境界不清，可出现水疱、糜烂和溃疡。冻疮初起为局限性蚕豆至指甲盖大小紫红色肿块或硬结，边缘鲜红，中央青紫，触之冰冷，压之退色，去压后恢复较慢，自觉局部有胀感、瘙痒，遇热后更甚，严重者可有水疱，破溃后形成溃疡、经久不愈。

治疗方法

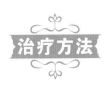
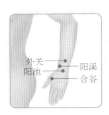
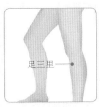
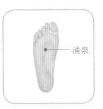

隔姜灸▶

选穴 病变局部。

方法 根据冻疮大小，将生姜切成厚约2毫米的薄片，置于疮面上，再将艾绒做成小指腹大小的艾炷，放在姜片上施灸，当患者感到灼痛时，术者可用手来回移动姜片。每处灸治3～5壮，每日1次。

温和灸▶

选穴 合谷、足三里、阳池、涌泉、阳溪、外关。

方法 取适宜体位，术者站在患者一旁，点燃艾条对准穴位，距离皮肤2～3厘米，进行熏烤，使得患者局部有温热感而无灼痛感为宜。每次灸治10～15分钟，灸至患者感觉舒服为宜，局部皮肤潮红为度。每日灸1～2次，5次为1个疗程。

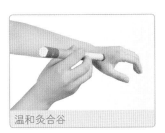

温和灸合谷

74 | 跟痛症

足跟痛医学上称之"跟痛症",是一种以足跟疼痛为主要症状的常见病症,多见于中老年和肥胖的女性。

临床表现

本病多是由外伤引起,比如走路的时候踩到一块小石头或者下楼梯的时候用力过猛都能引发此病。

本病患者多表现为足跟着力部分急性疼痛,不能走路,尤其不能在不平的路上行走,局部微肿,压痛明显。

足跟痛患者,多数并无明确的外伤史,逐渐发现足跟疼痛。初期,每于晨起踏地时痛重,稍活动后则痛减,行走过多痛又加重,休息则痛减,休息后再走则疼痛增剧。

治疗方法

 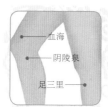 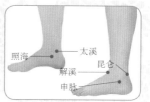

无瘢痕灸▶

选穴 太溪、昆仑、照海、申脉、解溪、阿是穴、足三里、血海、阴陵泉。

方法 将麦粒大圆锥形艾炷放在穴位上点燃施灸,在患者有灼热感的时候迅速去掉,用另一艾炷继续施灸。每次选择3穴,每穴3~5壮,每日1次,6次为1个疗程。

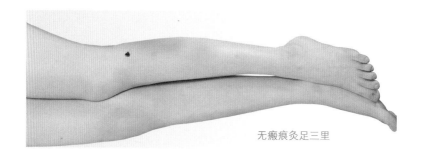

无瘢痕灸足三里

75 扭挫伤

扭挫伤是指集中及固定关节之一组韧带受伤。扭伤为拉紧之肌肉；而挫伤则为拉紧及扭曲之韧带。扭挫伤大部分好发于脚踝、膝盖或手指，不过任何关节都可能挫伤；挫伤之关节仍具功能，只是动作时会感到疼痛。

临床表现

受伤部位感觉疼痛或者脆弱，严重的程度依伤害程度而定，患部关节肿大，多在受伤后立即或者数小时出现发红或者淤青症状，患部关节无法正常活动。

治疗方法

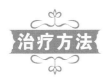
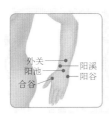
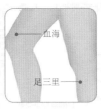
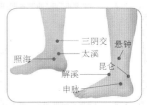

❀ 隔姜灸 ▶

选穴 阿是穴、足三里、血海、三阴交、合谷。

腕关节扭伤加外关、阳溪、阳池、阳谷；踝关节扭伤加昆仑、解溪、太溪、申脉、照海、悬钟。

方法 宜在受伤24小时内进行灸治。将鲜姜切成厚3毫米的片，然后用针扎孔若干，放在要施灸的穴位上，将艾炷点燃放在生姜片的中心进行施灸。如果患者有灼痛感，可将姜片提起稍后再进行灸治，如此反复进行，以局部出现潮红为度。每日选择5个穴位，每穴每次灸3壮，每日灸治1次，3次为1个疗程。

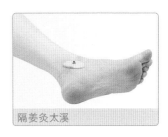

隔姜灸太溪

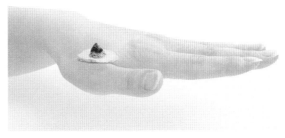

隔姜灸合谷

76 骨结核

骨结核又称为骨痨，是全身性结核感染的一种局部表现，主要为结核杆菌由血行播散所致。为结核杆菌侵入骨或关节而引起的化脓性破坏性病变。

临床表现

骨结核起病较慢，症状较为隐蔽，患者可有低热、倦怠、盗汗、食欲缺乏和消瘦等。仅有少数患者除上述症状外，呈现急性发作，高热39℃左右，局部症状如下。

● 一般患者的关节功能障碍比患部疼痛出现得更早，为了减轻疼痛，各个关节被迫处于特殊的位置，如肩关节下垂、肘关节半屈曲位等。

● 肿胀也是本病的常见病症，四肢关节结核局部肿胀比较容易被发现，皮肤颜色大多数很正常，局部稍有热感。

关节肿胀逐渐增大，肢体肌肉萎缩，患病关节多呈梭形。为了减轻疼痛，患部肌肉一直处于痉挛状态，借以起保护作用。当患者体位改变时，尤其是在夜间熟睡失去肌肉痉挛的保护时，疼痛更加明显，小儿常常表现夜啼等。

治疗方法

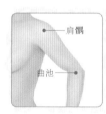
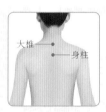
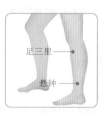

实按灸▶

选穴 阿是穴、大椎、身柱、足三里、悬钟、肩髃、曲池。

方法 每次选穴2~5个进行操作。操作时，在施灸部位铺上6~7层绵纸或布，将艾条点燃，对准穴位直按其上，稍停1~2秒，使热气透达深部；若艾火熄灭，可再点再按，至皮肤红晕为度。每穴每次施灸3~5壮，隔日施灸1次，5次为1个疗程。

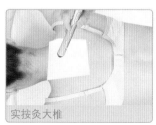
实按灸大椎

骨质疏松症

骨质疏松症是一种低骨量和骨组织微结构破坏为特征，导致骨骼脆性增加和易发生骨折的全身性疾病。随着年龄的增加，伴随而来的有腰酸、背痛、弯腰、驼背等现象。本病好发于老年人。

临床表现

原发性骨质疏松症的症状是以腰背痛多见，仰卧或者坐位时疼痛减轻，站立或坐得太久都会加剧疼痛，日间疼痛剧烈，夜间和清晨醒来还会加重。疼痛出现后，身体因为缺钙导致身高缩短、驼背。

骨质疏松症患者还容易发生骨折，另外，呼吸功能也会下降，患者常会出现胸闷、气短、呼吸困难等症状。

治疗方法

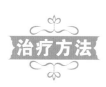
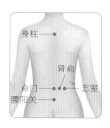
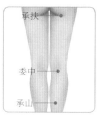

隔姜灸▶

选穴 阿是穴、腰阳关、肾俞、命门、身柱、志室、承山、承扶、委中。

方法 每次取3~4个穴位。将鲜姜切成厚3毫米的片，然后用针扎孔若干，放在要施灸的穴位上，将艾炷点燃放在生姜片的中心进行施灸。如果患者有灼痛感，可将姜片提起稍后再进行灸治，如此反复进行，以局部出现潮红为度。每穴每次灸2~4壮，每日灸治1次，10次为1个疗程。

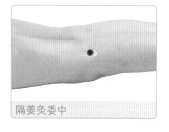
隔姜灸委中

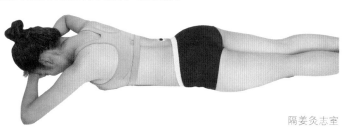
隔姜灸志室

78 纤维肌痛综合征

纤维肌痛综合征是一种非关节性风湿病，临床表现为肌肉骨骼系统多处疼痛与发僵，并在特殊部位有压痛点。纤维肌痛综合征可继发于外伤、各种风湿病，如骨性关节炎、类风湿关节炎及各种非风湿病（如甲状腺功能减退症、恶性肿瘤等）。

临床表现

全身广泛疼痛是该病普遍具有的症状，虽然有的患者仅主诉一处或几处疼痛，但1/4的患者疼痛部位可达24处以上。

疾病遍布全身各处，尤以中轴骨骼（颈、胸椎、下背部）及肩胛带、骨盆带等处为常见。其他常见部位依次为膝、头、肘、踝、足、上背、中背、腕、臀部、大腿和小腿。大部分患者将这种疼痛描述为刺痛，痛得坐立不安。

该病的另外一个显著症状就是有压痛点，这些压痛点存在于肌腱、肌肉及其他组织中，往往呈对称性分布。

治疗方法

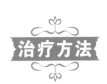
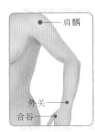
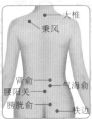
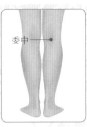
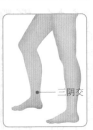

温针灸▶

选穴　肩髃、大椎、秉风、合谷、外关、肾俞、腰阳关、膀胱俞、气海俞、秩边、阿是穴、委中、三阴交。

方法　每次取2~3穴。 将针刺入腧穴得气后并给予适当补泻手法而留针时，将纯净细软的艾绒捏在针尾上，或用一段长1~2厘米艾条，插在针柄上，点燃施灸。待艾绒或艾条烧完后除去灰烬，将针取出。每日1次，10次为1个疗程，疗程间隔为2天。

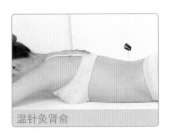
温针灸肾俞

79 重症肌无力

重症肌无力是一种慢性疾病，由于神经—肌肉传导阻滞，致使某些横纹肌非常容易疲劳，并产生暂时性的瘫痪，休息后改善，晚期可导致瘫痪，少数重症肌无力患者心肌可受累。重症肌无力多在15～35岁起病，女性为多，男性起病较迟。

临床表现

任何年龄均有可能发生，但好发于15～35岁的女性。本病多为隐匿发作，主要表现为骨骼肌异常，易于疲劳，通常早上起来的时候肌力较好，到下午或傍晚症状加重，大部分患者累及眼外肌，随着病情的发展则可累及更多的眼外肌，出现复视，最后眼球可固定，眼内肌一般不受累，甚至出现说话不清、吞咽困难、呼吸困难等症。

本病具有反复发作的特性，根据受累范围可分为眼肌型、延髓肌受累型及全身型，极少数暴发型起病迅速，在数天至数周内即可发生延髓肌无力和呼吸困难，各型之间可以合并存在或相互转变。

治疗方法

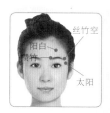
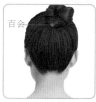
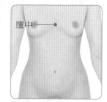

◉ 隔药饼灸 ▶

选穴 百会、膻中、丝竹空、阳白、攒竹、太阳。

方法 将补中益气丸平均分为两半，压成圆饼状，放于百会、膻中以及眼周围穴位，在药饼上放置小艾炷点燃。每穴3～5壮，以施灸局部皮肤潮红为度。隔日1次，1个月为1个疗程。

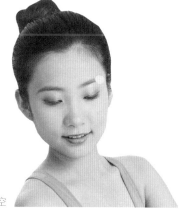

隔药饼灸丝竹空

颈性眩晕

颈性眩晕是由于颈背部软组织病变导致颈椎节段性失稳，引起的椎动脉供血不足而发生的眩晕，为椎动脉型颈椎病的主要体现。

临床表现

眩晕是本病的主要症状，多在晨起的时候发作。眩晕可为慢性持续性，也可表现为发作性的剧烈眩晕。常感到精神萎靡，乏力嗜睡、恶心呕吐、耳鸣耳聋、视力减退等，常伴颈部酸痛、僵硬、头痛等症状。

检查时发现，患者颈后部肌群至肩胛背部明显紧张，有明显条索状筋节，颈椎活动度减少，颈椎有各种关节的错位。进一步检查会发现椎动脉血流障碍、椎间盘突出等。

治疗方法

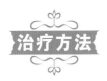
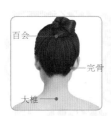
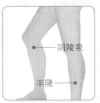

❈ 隔姜灸 ▶

选穴 大椎、完骨、百会、阴陵泉、丰隆。

方法 先在上面的穴位涂上万花油后施灸。将鲜姜切成厚为3毫米的片，然后用针扎孔若干，放在要施灸的穴位上，将艾炷点燃放在生姜片的中心进行施灸。如果患者有灼痛感，可将姜片提起稍后再进行灸治，如此反复进行，以局部出现潮红为度。共灸3壮，治疗约20分钟。每日1次，10次为1个疗程，疗程间隔为2天。

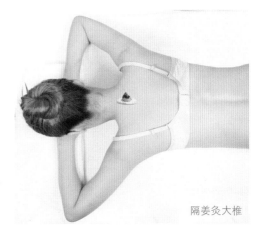
隔姜灸大椎

81 颈肩综合征

颈肩综合征是以颈椎退行性病变为基础（椎间盘突出、骨质增生等）以及由此引起的颈肩部酸麻、胀痛症状的总称。颈肩病发展过程漫长，经常与身体素质、职业、生活习惯、寒冷有很大的关系。

临床表现

本病为根性疼痛，多是发生在颈椎病急慢性时期，以夜间为甚。一般多见于颈项肩臂部僵硬疼痛，多为间歇性痛，多从锁骨上窝较快扩散至整个肩臂部，咳嗽、打喷嚏、甚至深呼吸，均可诱发难忍的放射痛，上肢外展、上举和颈项健侧转动时疼痛加重，上肢内收屈肘时疼痛减轻，故患者喜欢拧肩屈肘、头转向患侧的特殊姿势，以减轻臂丛神经紧张和活动，从而减轻疼痛。伴见头痛、上肢无力、握力下降，或有持物落地现象。

本病为慢性病，可逐渐好转而痊愈，治疗以止痛、锻炼，促进关节功能恢复为原则，可以用理疗、热敷、按摩或推拿，帮助止痛，促进肩关节活动范围增加。

治疗方法

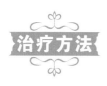
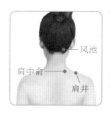
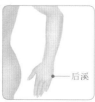
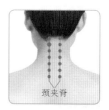

温针灸

选穴 以颈肩部条索状压痛点为阿是穴、颈夹脊、风池、肩井、肩中俞、后溪。

方法 将针刺入腧穴得气后并给予适当补泻手法而留针时，将纯净细软的艾绒捏在针尾上，或用一段长1~2厘米艾条，插在针柄上，点燃施灸。待艾绒或艾条烧完后除去灰烬，将针取出。

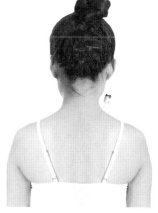

温针灸肩中俞

82 冈上肌腱炎

冈上肌腱炎又称冈上肌综合征、外展综合征，指的是劳损和轻微受伤或者受寒后逐渐引起的肌腱退行性改变，属无菌性炎症，以疼痛、功能障碍为主要临床表现的疾患。

本病多发于中青年以及体力劳动者、家庭主妇、运动员。

临床表现

● 以肩峰大结处为主的疼痛，并且向颈肩和上肢放射，肩外展时更加疼痛，因此患者常避免这一动作。

● 肩关节活动受限，当肩关节外展至70°～120°时，能引起明显的疼痛，甚至活动限制，但若超过120°，外展功能正常，也无疼痛。不过，当肩关节内收到120°～70°时，疼痛和活动受限又出现。在70°以下活动时多毫无影响。

● 压痛，在冈上肌抵止部的大结节处常有压痛，并随肱骨头的旋转而移动。局部封闭可使疼痛立刻消失，借此有助于诊断。

治疗方法

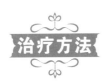
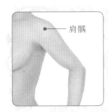
肩髃

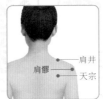
肩井
肩髎　天宗

🌸 无瘢痕灸▶

选穴　病变局部（阿是穴）、肩髎、肩井、天宗、肩髃。

方法　用艾炷在病变局部以及穴位连续施灸10～20分钟，至局部皮肤发红为止。每日灸治2次，10次为1个疗程。

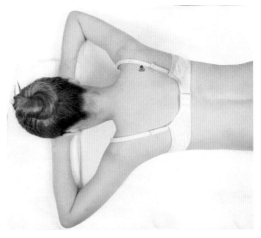

无瘢痕灸天宗

腕管综合征

腕管综合征是正中神经在腕管内受压而引起的手指麻木等症状。当局部骨折脱位、韧带增厚或管内的肌腱肿胀、膨大引起腕管相对变窄，致使腕部正中神经慢性损伤而产生腕管综合征。

临床表现

腕管综合征好发于30~50岁的女性，初期表现为指端的感觉功能障碍，常因为入睡后数小时出现麻木或者灼烧疼痛而致醒，活动后可缓解。

少数患者由于患病时间较长出现神经营养障碍，发生大鱼际萎缩，间歇性皮肤发白、发绀，严重者可出现拇指、示指发绀、指尖坏死或萎缩性溃疡。检查时可叩击腕部掌侧正中，造成正中神经支配区麻木、疼痛。

治疗方法

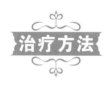
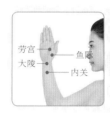
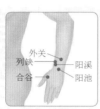

隔姜灸▶

选穴　大陵、内关、外关、阳溪、阳池、列缺、鱼际、劳宫、合谷。

方法　每次选择2~3个穴位。将鲜姜切成厚3毫米的片，然后用针扎孔若干，放在要施灸的穴位上，将艾炷点燃放在生姜片的中心进行施灸。如果患者有灼痛感，可将姜片提起稍后再进行灸治，如此反复进行，以局部出现潮红为度。每日每穴施灸6壮，每日1次，5次为1个疗程，疗程间隔为3天。

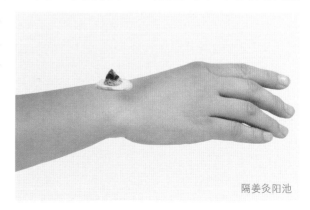

隔姜灸阳池

膝关节韧带损伤

膝关节韧带损伤是一种常见的病症，膝关节的关节囊比较松弛薄弱，关节的稳定性主要依靠韧带和肌肉，以内侧副韧带最为重要，其次为外侧副韧带以及前后交叉韧带。膝关节韧带损伤多由外伤所致，患者剧烈疼痛，关节及周围肿胀，皮下有瘀斑，关节有积液及活动受限，严重影响工作和生活。

临床表现

一般罹患本病的都曾受过外伤，以青少年多见，且男性多于女性。受伤的时候，有时可听到韧带断裂的响声，很快便因剧烈疼痛而不能再继续运动或膝关节处出现肿胀、压痛与积液（血），膝部肌痉挛，患者不敢活动膝部，膝关节处于强迫体位，或伸直，或屈曲膝关节。韧带的断裂处有明显的压痛点，有时还会摸到蜷缩的韧带断端。

治疗方法

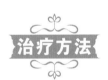
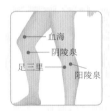

血海
阴陵泉
足三里
阳陵泉

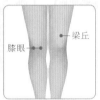

梁丘
膝眼

◉ 无瘢痕灸▶

选穴 压痛点（阿是穴）、膝眼、血海、梁丘、阴陵泉、阳陵泉、足三里。

方法 在穴位上先涂抹凡士林，让艾炷黏附，然后将麦粒大的艾炷放在穴位上，点燃，至艾炷燃烧近皮肤，患者有温热或者轻微灼热感时，就将未燃尽的艾炷移去或者压灭，施第2壮。

如果需减轻灸穴疼痛，可在该穴周围轻轻拍打，以减轻痛感。若灸处皮肤呈黄褐色，可涂一点冰片油以防止起泡。每日1次。

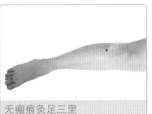

无瘢痕灸足三里

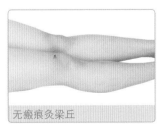

无瘢痕灸梁丘

软组织损伤

软组织损伤是指各种急性外伤或慢性劳损以及风寒湿邪侵袭等原因造成人体的皮肤、皮下浅深筋膜、肌肉、肌腱、腱鞘、韧带、关节囊、滑膜囊、椎间盘、周围神经血管等组织的病理损害。

临床表现

典型表现为局限性疼痛，深呼吸、咳嗽时加剧。闭合性损伤可见胸壁皮肤瘀斑，局部血肿。开放性损伤可见胸壁伤口，伤口的类型由于致伤物不同而表现各异。

- 擦伤的伤口皮肤有擦痕，同时伴有组织液渗出、点状出血；
- 挫裂伤的伤口边缘不整齐，周围组织挫伤较重；
- 刺伤的伤口小而深，有时可见伤口内遗留的致伤物；
- 切伤的伤口多呈直线状，边缘整齐，周围组织损伤较轻，出血较多；
- 火器伤的伤口周围组织损伤较大，污染较重，致伤物可遗留在胸壁组织内。

通常采用镇痛、理疗、制动、中成药活血化瘀等治疗方法。在受伤24小时内，可用冷敷使皮毛血管收缩，起到止血消肿止痛的作用，同时限制肢体活动，利于损伤韧带的修复，从而缩短治疗时间。

治疗方法

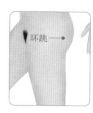
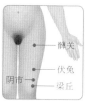
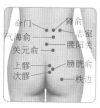
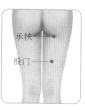

温盒灸▶

选穴　压痛点（阿是穴）、命门、腰阳关、肾俞、气海俞、关元俞、膀胱俞、上髎、次髎、志室、秩边、环跳、承扶、殷门、髀关、伏兔、阴市、梁丘。

方法　患者取适宜体位，施灸时，把温灸盒安放于应灸部位中央，点燃艾卷后，置铁纱上，盖上盒盖。每次可灸15～30分钟。每次选择1～2个穴位，每日1次，10次为1个疗程。

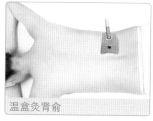
温盒灸肾俞

86 颈椎病

颈椎病是一种综合征，又称颈椎综合征，常见于中老年人。是由于人体颈椎间盘逐渐发生退行性变、颈椎骨质增生，或颈椎正常生理曲线改变后引起的一组综合症状。

临床表现

主要症状为头、颈、肩背、手臂酸痛，颈部僵硬，活动受限。颈肩酸痛可放射至头枕部和上肢，有的伴有头晕，重者伴有恶心呕吐、卧床不起，少数可有眩晕、猝倒，甚至出现头痛、视物模糊、耳鸣等症状。起病较轻时易被忽视，多数可自行恢复，只有病情严重且不能逆转，影响工作和生活时才会引起重视。

治疗方法

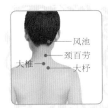
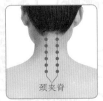

❀ 温和灸 ▶

选穴 大椎、大杼、颈百劳、阿是穴。

方法 患者取俯卧位，术者立于患者身侧，将艾条一端点燃，对准应灸的腧穴部位，距皮肤2~3厘米，进行熏烤，以局部温热而无灼痛为宜。每穴灸15~20分钟，以局部皮肤潮红为度，每日灸1~2次。

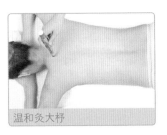
温和灸大杼

❀ 隔姜灸 ▶

选穴 风池、大椎、颈夹脊。

方法 将鲜生姜切成厚约3毫米的片，用针扎孔数个，置施灸穴位上，用大、中艾炷点燃放在姜片中心施灸。若患者有灼痛感可将姜片提起，使之离开皮肤片刻，旋即放下，再行灸治，反复进行，以局部皮肤潮红湿润为度。一般每穴每次施灸5~7壮，每日灸1~2次。

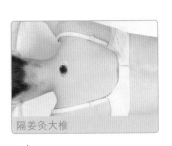
隔姜灸大椎

落枕

落枕是指人在睡觉或外伤后突感颈部肌肉疼痛，尤以头颈部转动时更甚。好发于青壮年，以冬春季多见。

临床表现

本病主要表现为急性颈部肌肉痉挛、强直、酸胀、疼痛和颈部运动功能障碍。症状较轻者，数日就可痊愈，重者可能会放射至头部。病因主要有两个方面。

● 肌肉扭伤：由于睡姿不良或枕头不适引发。

● 受寒：盛夏贪凉，使颈背部气血凝滞，筋络痹阻，以致僵硬疼痛。

治疗方法

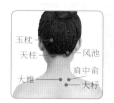

温盒灸▶

选穴 颈部阿是穴、风池、天柱、大椎、肩中俞、大杼。

方法 把温灸盒安放于应灸部位的中央，点燃艾卷后，置铁纱上，盖上盒盖。每次可灸15～30分钟。每次选3～4个穴位，每日1次，3次为1个疗程。

明灯爆灸法▶

选穴 玉枕、天柱、大椎、阿是穴。

方法 取灯心草1根，长度约为10厘米，将灯心草蘸植物油点燃，快速对准穴位爆灸，接触皮肤听到爆响"叭"的一声，即为成功，此为1壮。每穴1壮，每日1次，灸愈为止。

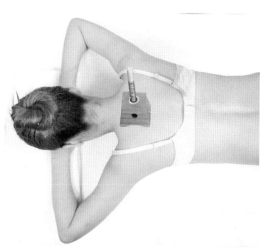

温盒灸大椎

急性腰扭伤

急性腰扭伤是腰部肌肉、筋膜、韧带等软组织因外力作用忽然受到过度牵拉而引起的急性撕裂伤。

临床表现

患者伤后立即出现腰部疼痛，呈持续性剧痛，次日可因局部出血、肿胀、腰痛更为严重；也有的只是轻微扭转一下腰部，虽然当时并无明显的痛感，但在休息后会感到腰部疼痛。

腰部活动受到限制，无法挺直，活动时疼痛剧烈，站立的时候要用手扶住腰部，坐位的时候要用双手撑于椅子，以减轻疼痛。

治疗方法

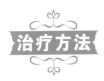
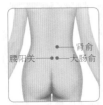
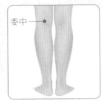

温和灸 ▶

选穴　阿是穴、肾俞、大肠俞、腰阳关。

方法　患者取俯卧位。术者立于患者身侧，将艾条的一端点燃，对准应灸的腧穴部位，距离皮肤2～3厘米，进行熏烤，使患者局部有温热感而无灼痛为宜。每穴灸15～20分钟，灸至以患者感觉舒适为宜，局部皮肤潮红为度，每日灸1～2次。

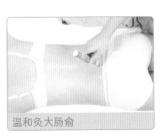
温和灸大肠俞

回旋灸 ▶

选穴　阿是穴、肾俞、腰阳关、委中。

方法　点燃艾条，悬于施灸部位上方约3厘米高处。艾条在施灸部位上左右往返移动，或反复旋转进行灸治，使皮肤有温热感而不至于灼痛。每次每个穴位施灸10～15分钟，每日灸治1次。

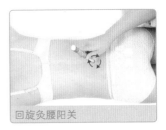
回旋灸腰阳关

腱鞘炎

　　肌腱是指把肌肉连至骨骼或其他肌肉的部分，而腱鞘则是指包绕肌腱的鞘状结构，将肌腱固定在骨膜上，防止肌腱弹起或向两侧滑移，肌腱长期过度摩擦，即可发生肌腱和腱鞘的损伤性炎症，引致肿胀，这情况便称为腱鞘炎。

临床表现

　　通常表现为发病部位疼痛，关节活动受限，严重时僵硬而无法动弹。若不治疗，便有可能发展成永久性活动不便。

治疗方法

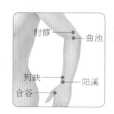

❀ 雀啄灸▶

　　选穴　合谷、阳溪、阿是穴。

　　方法　置点燃的艾条于穴位上约3厘米高处，艾条一起一落，忽近忽远上下移动，如鸟雀啄食。每穴灸约5分钟。此法热感较强，注意防止烧伤皮肤。

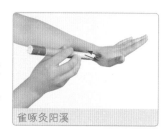

雀啄灸阳溪

❀ 隔姜灸▶

　　选穴　阿是穴、肘髎、曲池、列缺。

　　方法　将鲜生姜切成厚约0.3厘米的片，用针扎孔数个，置施灸穴位上，用大、中艾炷点燃放在姜片中心施灸。若患者有灼痛感可将姜片提起，使之离开皮肤片刻，旋即放下，再行灸治，反复进行，以局部皮肤潮红湿润为度。一般每穴每次施灸5~7壮，每日灸1次，10次为1个疗程。病程较长者可酌情增加到10壮。

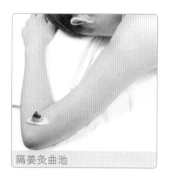

隔姜灸曲池

风湿性关节炎

风湿性关节炎是一种常见的急性或慢性结缔组织炎症，可反复发作并累及心脏。

临床表现

风湿性关节炎起病较急，主要表现为游走性的多关节炎，常对称累及膝、踝、肩、肘、髋等大关节，主要表现是关节局部有明显的红、肿、热、痛以及触痛，疼痛无定处，呈游走性，即原来受累关节症状减轻后，其他关节又开始出现症状，此起彼伏，反复发作。

症状固定在一个关节的时间为12~72小时，持续时间最多不超过3周。同时，关节疼痛的部位有时还可伴有皮肤环形红斑或皮下结节。病程短，愈后关节无功能障碍或畸形。

治疗方法

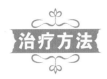 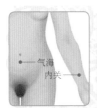 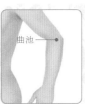 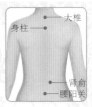 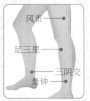

隔姜灸▶

选穴 阿是穴、大椎、曲池、内关、风市、足三里、三阴交、悬钟、身柱、腰阳关、肾俞、气海。

方法 将鲜姜切成厚3毫米的片，然后用针扎孔若干，放在要施灸的穴位上，将艾炷点燃放在生姜片的中心进行施灸。如果患者有灼痛感，可将姜片提起稍后再进行灸治，如此反复进行，以局部出现潮红为度。每次选择2~4个穴位，每次灸治15~20分钟，每日灸治1次，8次为1个疗程，疗程间隔为3天。

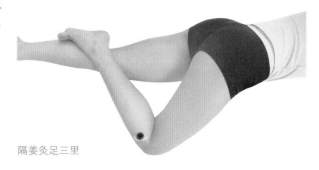

隔姜灸足三里

91 腰椎间盘突出症

腰椎间盘突出症是指腰椎间盘及腰椎退行性变而压迫其周围的神经、血管及其他组织引起的一系列症状。

临床表现

典型症状是腰痛伴根性坐骨神经痛，疼痛由臀部开始，多向一侧大腿后侧、小腿后外侧、足背外侧、足跟或足掌放射。站立、打喷嚏、咳嗽甚至用力大便的时候都有可能加剧疼痛，屈体或者卧床休息后疼痛可缓解。当腰第3～4椎间盘突出时即可损伤股神经，表现为腹股沟和大腿前面的疼痛不适或感觉异常。

治疗方法

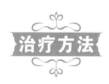
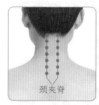
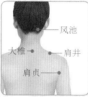
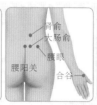
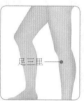

◎ 隔姜灸 ▶

选穴　颈夹脊、阿是穴、大椎、肩井、风池、肩贞、合谷、足三里。

方法　将鲜姜切成厚3毫米的片，然后用针扎孔若干，放在要施灸的穴位上，将艾炷点燃放在生姜片的中心进行施灸。如果患者有灼痛感，可将姜片提起稍后再进行灸治，如此反复，以局部出现潮红为度。每天选择3～4个穴位，每穴每次灸3～5壮，每日灸治1次，10次为1个疗程。

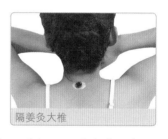
隔姜灸大椎

◎ 温和灸 ▶

选穴　阿是穴、肾俞、大肠俞、腰阳关、腰眼。

方法　取适宜体位，术者站在患者一旁，点燃艾条对准穴位，距离皮肤2～3厘米，进行熏烤，使得患者局部有温热感而无灼痛感为宜。每次灸治10～15分钟，灸至患者感觉舒服为宜，局部皮肤潮红为度，每日灸1次。

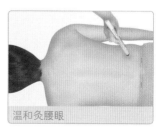
温和灸腰眼

92 肩关节周围炎

肩关节周围炎即肩周炎，是肩周肌肉、肌腱、滑囊和关节囊等软组织的慢性炎症。

临床表现

肩周炎主要表现为肩关节疼痛或者关节僵直，疼痛有阵发性和持续性之分，无论活动还是休息，疼痛皆有可能出现。严重者一触即痛，甚至半夜会痛醒。

部分患者疼痛可向颈、耳、前臂或手放射，肩部可有压痛。由于肩部上下左右活动受到不同程度的限制，病情严重的患者，连刷牙、洗脸、脱衣等都有困难。

治疗方法

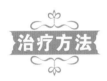
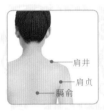
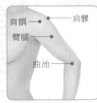
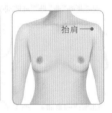

⚛ 隔姜灸 ▶

选穴 肩髃、肩贞、臂臑、肩髎、肩井、曲池。

方法 将鲜姜切成厚3毫米的片，然后用针扎孔若干，放在要施灸的穴位上，将艾炷点燃放在生姜片的中心进行施灸。如果患者有灼痛感，可将姜片提起稍后再进行灸治，如此反复进行，以局部出现潮红为度。每天选择2~4个穴位，每穴每次灸2~4壮，艾炷如枣核大小，每日灸治1次，10次为1个疗程，疗程间隔为5天。

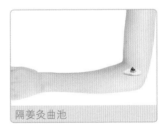
隔姜灸曲池

⚛ 温盒灸 ▶

选穴 抬肩、肩贞、膈俞、肩髃、臂臑、肩井、肩部压痛点。

方法 将温灸盒放置于穴位上，点燃两节4~5厘米长的艾条置于铁纱上，并可调节温度高低。每次根据艾条的火力，施灸20~30分钟。每日1次，10日为1个疗程，疗程期间可以休息2~3天。

温盒灸膈俞

网球肘

网球肘又称为肱骨外上髁炎，因网球运动员容易得此病而命名，是指手肘外侧肌腱发炎疼痛。疼痛的产生是由于负责手腕及手指背向伸展的肌肉重复用力而引起的。

临床表现

一般发病缓慢，患者会自觉肘关节上方活动疼痛，疼痛可向上或向下放射，感觉酸胀不适，不愿活动。手不能用力握物，握锹等运动可使疼痛加重。严重者手指伸直、伸腕或执筷动作时即可引起疼痛。患肢在屈肘、前臂旋后位时伸肌群处于松弛状态，因而疼痛缓解。有少数患者在阴雨天时自觉疼痛加重。

治疗方法

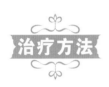
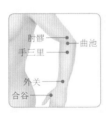
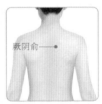

❀ 温和灸 ▶

选穴 阿是穴（痛点）、厥阴俞、曲池、手三里、外关。

方法 取适宜体位，术者站在患者一旁，点燃艾条对准穴位，距离皮肤2~3厘米，进行熏烤，以局部有温热感而无灼痛感为宜。每次灸10~15分钟，灸至患者感觉舒服为宜，局部皮肤潮红为度，每日1次，10次为1个疗程。

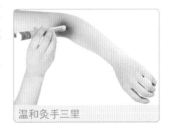
温和灸手三里

❀ 隔姜灸 ▶

选穴 阿是穴（痛点）、曲池、肘髎、合谷。

方法 将鲜姜切成厚3毫米的片，然后用针扎孔若干，放在要施灸的穴位上，将艾炷点燃放在生姜片的中心进行施灸。如果患者有灼痛感，可将姜片提起稍后再进行灸治，如此反复进行，以局部出现潮红为度。每日1次，每次20分钟，6次为1个疗程，疗程间隔2天。

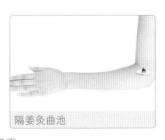
隔姜灸曲池

94 类风湿关节炎

类风湿关节炎是一种病因尚未明了的慢性全身性炎症性疾病，以慢性、对称性、多滑膜关节炎和关节外病变为主要临床表现，属于自身免疫性疾病。

临床表现

　　本病发病较为缓慢，早期出现乏力、肌肉疼痛、低热、手足麻木、刺痛等症状，之后为隐痛、关节痛，僵硬，晨起时很明显。受累关节一般为双侧性、对称性，近侧指间关节最为常见，然后累及手关节、腕关节等，最后关节僵直或者畸形。

　　本病可反复发作，间歇期不等，逐渐病重，病程往往可达数十年之久。症状在妊娠期间可以有所缓解。

治疗方法

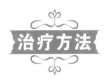
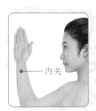
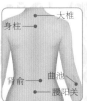
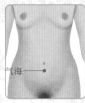
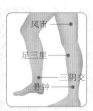

⊛ 雀啄灸 ▶

　　选穴　阿是穴、大椎、曲池、内关、风市、足三里。

　　方法　将艾卷点燃的一端对准穴位，像小雀啄米一样的一起一落忽近忽远地施灸。每次可选用3~4个穴位，每日施灸1次，10次为1个疗程，疗程间隔为5天。

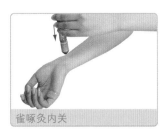

雀啄灸内关

⊛ 实按灸 ▶

　　选穴　三阴交、悬钟、身柱、腰阳关、肾俞、气海。

　　方法　每次选2~3个穴位。操作的时候，在施灸部位铺上6~7层绵纸或布，将艾条点燃，对准穴位按上，稍微停一两秒钟，使热气达到身体内部，如果艾火熄灭，可再次再按，每次灸治4~7下，以皮肤出现红晕为度。每次可施灸10~15壮，艾炷如黄豆大小，每隔2周灸治1次。

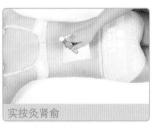

实按灸肾俞

增生性脊椎炎

95

增生性脊椎炎是一种以椎体边缘及关节软骨的退变增生为主的骨关节病，又称退行性脊椎炎、肥大性脊柱炎、骨关节炎、骨质增生等，是临床常见的一种慢性腰背劳损病症。

临床表现

可见腰椎生理凸变小或消失，或有圆背畸形，活动受限。腰椎棘突叩痛，两侧腰肌紧张、压痛，沿臀上神经和坐骨神经的径路上可有压痛，甚至出现坐骨神经根性刺激症状。

治疗方法

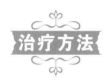
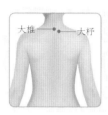
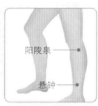
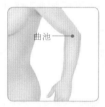

◉ 回旋灸 ▶

选穴 患病椎体以及附近压痛点、大椎、大杼、阳陵泉、悬钟、曲池。

方法 每次选用2～4个穴位。点燃艾条，悬于施灸部位上方约3厘米高处。艾条在施灸部位上左右往返移动，或反复旋转进行灸治，使皮肤有温热感而不至于灼痛。每次每个穴位施灸10～15分钟。每日灸治1次，10次为1个疗程，疗程间隔为5天。

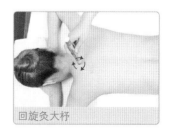

回旋灸大杼

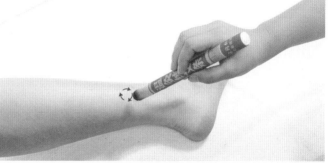

回旋灸悬钟
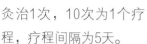

腧鞘囊肿

腱鞘囊肿是发生于关节部腱鞘内的囊性肿物，一种关节囊周围结缔组织退变所致的病症。患者多为青壮年，女性多见。

临床表现

有单房性或多房性，囊内为胶样黏液，呈圆形或椭圆形，高出皮面。初起质软，触之有轻微波动感，日久纤维化后会变硬，一般无症状，少数按之有酸胀、疼痛或自己无感觉，直膝时呈鸡蛋大，屈膝时则在深处而不易摸清楚。

治疗方法

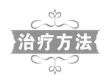

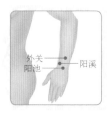

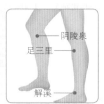

🌀 隔姜灸 ▶

选穴　阿是穴、外关、足三里、阴陵泉。

方法　将鲜姜切成厚3毫米的片，然后用针扎孔若干，放在要施灸的穴位上，将艾炷点燃放在生姜片的中心进行施灸。如果患者有灼痛感，可将姜片提起稍后再进行灸治，如此反复进行，以局部出现潮红为度。每个穴位每次灸治7~10壮，每日或者隔1天灸治1次，10次为1个疗程。

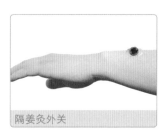

隔姜灸外关

🌀 温和灸 ▶

选穴　阿是穴、阳溪、阳池、外关、足三里、阴陵泉、解溪。

方法　每次选择2~4个穴位。取适宜体位，术者站在患者一旁，点燃艾条对准穴位，距离皮肤2~3厘米，进行熏烤，使得患者局部有温热感而无灼痛感为宜。每次10~15分钟，以患者感觉舒服为宜，局部皮肤潮红为度。每日1~2次，5次为1个疗程。

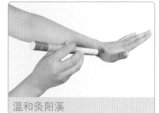

温和灸阳溪

肋软骨炎

肋软骨炎是指发生在肋软骨部位的慢性非特异性炎症，又称非化脓性肋软骨炎、肋软骨增生病，病因不明，一般认为与劳损或者外伤有关，在人们搬运重物的时候，急剧扭转或者因胸部挤压等让胸关节软骨造成急性损伤，或者因为慢性劳损或伤风感冒等引起的病毒感染等引发该病。

临床表现

肋软骨炎多发生于20～30岁的女性，病变部位多在胸前第2～5肋软骨处，以第2和第3肋软骨最为常见，受累的软骨处自觉有胸部钝痛或锐痛，有压痛和肿大隆起，深吸气、咳嗽或活动患侧上肢时疼痛加剧，有时向肩部或背部放散，甚至无法举起手臂，但是局部皮肤没有改变，疼痛程度不同，经常迁延不愈。

当疼痛消失的时候，肿大的肋软骨可以持续数月或者数年。有的时候在劳动过后，疼痛还会发作，发病有缓有急。中医认为肋软骨炎以气滞血瘀、瘀血化热为主，治疗则以行气活血止痛、清热凉血和营为主。

治疗方法

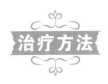
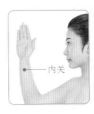
内关　支沟
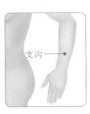
肝俞
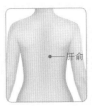
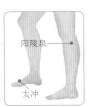
阳陵泉　太冲

🌼 无瘢痕灸 ▶

选穴　阿是穴、内关、阳陵泉、支沟、太冲、肝俞。

方法　将麦粒大圆锥形艾炷放在穴位上点燃施灸，在患者有灼热感的时候迅速去掉，用另一艾炷继续施灸。每次选择3～5穴，每次灸3～5壮，每日1次，10日为1个疗程。

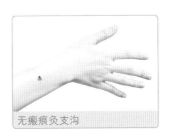
无瘢痕灸支沟

梨状肌综合征

梨状肌综合征是指由于梨状肌损伤而压迫坐骨神经所引起的以一侧臀腿疼痛为主的病症。

临床表现

梨状肌综合征以坐骨神经痛为主要表现，疼痛从臀部经过大腿向小腿和足部放射，且由于症状比较剧烈影响行走，所以患者就诊的时间也很早，肌力下降一般并不是太严重，检查时患者有疼痛性跛行、轻度小腿肌萎缩、小腿以下皮肤感觉异常。有时臀部（环跳附近）可扪及索状（纤维瘢痕）或块状物。

治疗方法

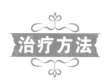
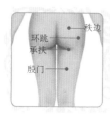
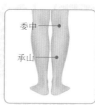
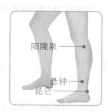

❀ 温针灸 ▶

选穴 环跳、秩边、阿是穴、承扶、殷门、委中。

随症加选阳陵泉、昆仑、承山、悬钟。

方法 每次选患侧6穴，采用温针灸法。将针刺入腧穴得气后并给予适当补泻手法而留针时，将纯净细软的艾绒捏在针尾上，或用一段长1～2厘米艾条，插在针柄上，点燃施灸。待艾绒或艾条烧完后除去灰烬，将针取出。每日1次，6次为1个疗程。

温针灸委中

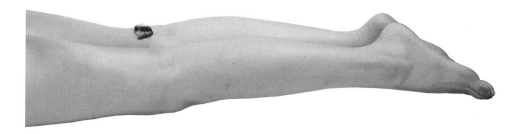

99 胞轮振跳

胞轮振跳指上胞或下睑不能自控地抽搐惕动，俗称眼皮跳或眼眉跳。多见于成年人，若偶尔发生，无需治疗即可痊愈，若跳动频繁或者久跳不止，就需要治疗。

临床表现

上胞或下睑跳动，时疏时频，无法控制。一般在过劳、久视、睡眠不足的时候跳动频繁，休息之后症状可以减轻或者消失。胞睑跳动严重者，连同半侧面部肌肉、眉毛、口角皆动。日久不愈，恐有㖞偏之变。每于胞睑振跳时，患者自觉不适，但检查胞睑外观正常。本病的治疗方法主要有三种，具体如下。

中药疗法 以归脾汤加减补养心脾，使得筋肉得补自然而然会停止跳动。

针刺疗法 主要施针穴位为攒竹、承泣、四白、丝竹空、风池、地仓等穴。

按摩治疗 对病发部位进行舒缓按摩。

治疗方法

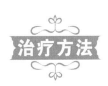

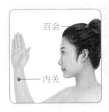

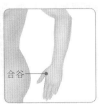

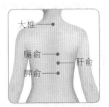

温和灸 ▶

选穴 百会、膈俞、肝俞、脾俞、内关、合谷、大椎。

方法 患者取适宜体位，术者站在患者一旁，点燃艾条对准穴位，距离皮肤2~3厘米，进行熏烤，使得患者局部有温热感而无灼痛感为宜。每次灸治10~15分钟，灸至患者感觉舒服为宜，局部皮肤潮红为度。每日1次，3次为1个疗程。

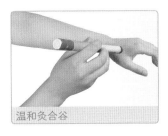

温和灸合谷

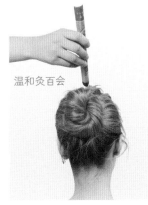

温和灸百会

100 角膜炎

角膜炎是临床上常见的一种眼科疾病，是角膜所患的一种急、慢性炎症。

临床表现

初始时期仅有异物摩擦感，偶尔会有刺痛或者灼烧感，眼红，怕光，流泪，睁不开，严重的时候有结膜水肿，在角膜上皮破损部位，首先出现灰白色或黄白色浸润点，表面稍隆起，周围有弥漫性水肿和浑浊。

假如不及时治疗，炎症会继续扩大或者向深部发展，引起角膜组织坏死。如果炎症向眼内发展，可引起眼内炎或全眼球炎，最后常导致眼球萎缩、失明。

治疗方法

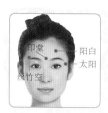
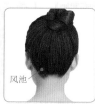
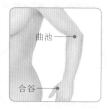

❀ 温和灸▶

选穴 丝竹空、印堂、风池、阳白、合谷、曲池、太阳。

方法 每次选用3~4个穴位。患者取适宜体位，术者站在患者一旁，点燃艾条对准穴位，距离皮肤2~3厘米，进行熏烤，使得患者局部有温热感而无灼痛感为宜。每次灸治5~15分钟，灸至患者感觉舒服为宜，局部皮肤潮红为度。每日灸1次，10次为1个疗程。

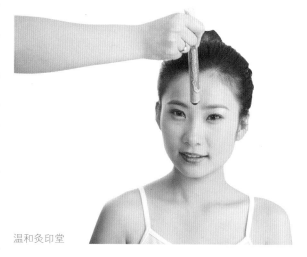

温和灸印堂

101 视神经萎缩

视神经萎缩不是一种疾病的名称，而是指任何疾病引起视网膜神经节细胞和其轴突发生病变，致使视神经全部变细的一种形态学改变，为病理学通用的名词。

临床表现

本病主要临床表现是视力减退，严重者可完全失明，视野缩小或有中心暗点，并有色觉障碍。

原发性视神经萎缩，视盘呈苍白色，其境界和筛板的小孔清晰，视网膜血管变细，毛细血管消失。继发性视神经萎缩，视盘呈灰白色、蜡黄色或淡红色，境界模糊，生理凹陷消失，筛板孔不清晰，视网膜血管变细，有时动脉伴有白鞘。

治疗方法

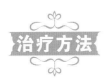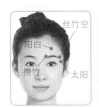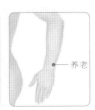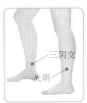

◎ 温和灸 ▶

选穴 攒竹、丝竹空、阳白、太阳、风池、养老、三阴交、光明。

方法 每次选用2～4个穴位。患者取适宜体位，术者站在患者一旁，点燃艾条对准穴位，距离皮肤2～3厘米，进行熏烤，使得患者局部有温热感而无灼痛感为宜。每次灸治10～15分钟，灸至患者感觉舒服为宜，局部皮肤潮红为度。每日灸1次，10次为1个疗程，疗程间隔为5天。

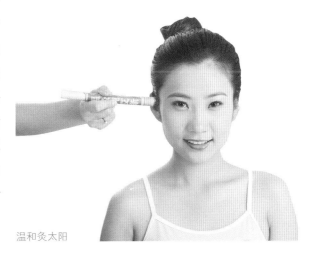

温和灸太阳

102 耳鸣

耳鸣是患者耳内或者头内有声音的主观感觉，但外界并没有存在真实声源。

临床表现

神经性耳鸣 特点为耳鸣声或大或小，一般为持续的长音，如蝉鸣声或电话机的鸣声，也有像流水声、风声、机器声等声音的。

传导性耳鸣 听觉系统的传导部分发生障碍所引起，由于降低了听取外界声音的能力，使得人们自己无法感觉出来，就成为耳鸣。

搏动性耳鸣 耳内有如同心脏或血管脉搏跳动样耳鸣声，有的如波涛声或有的如脉搏声，其跳动节律和心脏跳动次数一致。这类耳鸣常归纳为客观性耳鸣。

治疗方法

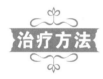
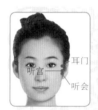
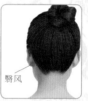
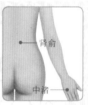
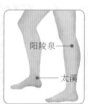

⊛ 回旋灸▶

选穴 听宫、听会、翳风、太溪、中渚、阳陵泉。

方法 点燃艾条，悬于施灸部位上方约3厘米高处。艾条在施灸部位上左右往返移动，或反复旋转进行灸治，使皮肤有温热感而不至于灼痛。一般每穴灸10～15分钟，移动范围在3厘米左右。

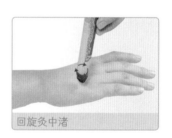
回旋灸中渚

⊛ 温针灸▶

选穴 耳门、听宫、听会、翳风、太溪、中渚、肾俞。

方法 将针刺入腧穴得气后并给予适当补泻手法而留针时，将纯净细软的艾绒捏在针尾上，或用一段长1～2厘米的艾条，插在针柄上，点燃施灸。待艾绒或艾条烧完后除去灰烬，将针取出。

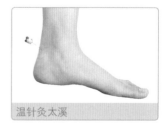
温针灸太溪

鼻衄

103

鼻衄即鼻出血，是一种常见症状，可出现于各种年龄、时间和季节，多由局部病变和全身性疾病引起。

临床表现

血从鼻孔流出，即可诊断为鼻衄。鼻衄轻者，仅涕中带血丝；严重者，血从口鼻涌出。鼻衄严重的，血能从口流出，或因大量血液被咽下，片刻后呕吐，因此鼻衄应该与吐血、咯血相区别。

治疗方法

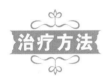
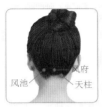
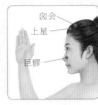
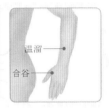

温和灸▶

选穴 风府、巨髎、天柱、温溜、合谷。

方法 患者取适宜体位，术者站在患者一旁，点燃艾条对准穴位，距离皮肤2～3厘米，进行熏烤，使得患者局部有温热感而无灼痛感为宜。每次灸治10～30分钟，灸至患者感觉舒服为宜，局部皮肤潮红为度。每日灸1次。

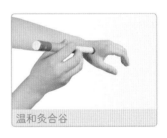

温和灸合谷

无瘢痕灸▶

选穴 上星、风府、风池、囟会。

方法 将麦粒大圆锥形艾炷放在穴位上点燃施灸，在患者有灼热感的时候迅速去掉，用另一艾炷继续施灸。每次灸7壮，每次选择1～2个穴位，每日1次。

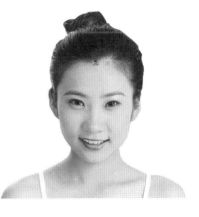

无瘢痕灸上星

104 鼻窦炎

上颌窦、筛窦、额窦和蝶窦的黏膜发炎统称为鼻窦炎。鼻窦炎是鼻窦黏膜的非特异性炎症，为一种鼻科常见多发病。

临床表现

鼻窦炎是一种常见病，可分为急性和慢性两类，急性化脓性鼻窦炎多继发于急性鼻炎，以鼻塞、多脓涕、头痛为主要特征；慢性化脓性鼻窦炎常继发于急性化脓性鼻窦炎，以多脓涕为主要表现，可伴有轻重不一的鼻塞、头痛及嗅觉障碍。

治疗方法

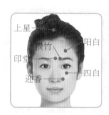
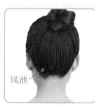
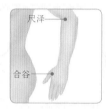

隔蒜灸▶

选穴　①阳白、攒竹、印堂；②四白、迎香、上星、风池、合谷、尺泽。

方法　两组穴位交替使用。将独头大蒜横切成厚约0.3厘米的薄片，用针扎孔数个，放在患处或施灸穴位上，将大、中艾炷点燃放在蒜片中心施灸，每施灸3～5壮，须更换新蒜片，继续灸治。每穴每次宜灸足7壮，以灸处泛红为度。每日1次，7次为1个疗程。

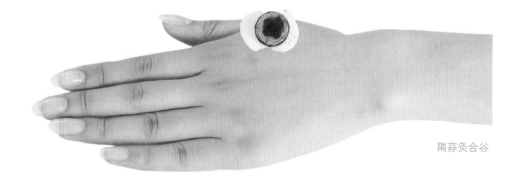

隔蒜灸合谷

105 咽异感症

咽异感症是比较常见的症状，即咽部感到异常，如球塞感、瘙痒感、紧迫感、黏着感、烧灼感、蚁行感、无咽下困难的吞咽梗阻感等。

临床表现

患者自觉咽部有堵塞感，或者有痰黏着感，或感到球状异物在咽部上下活动，既不能咽下，也不能吐出和咳出，但不妨碍进食；症状时轻时重，甚至时有时无，当心情不佳的时候或者安静独处的时候症状明显，心情愉快的时候，病情就会随之消失。

治疗方法

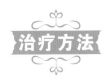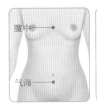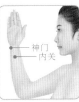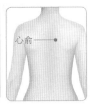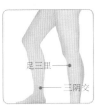

❀ 无瘢痕灸 ▶

选穴 膻中、内关、足三里、心俞、神门、气海、三阴交。

方法 将麦粒大圆锥形艾炷放在穴位上点燃施灸，在患者有灼热感的时候迅速去掉，用另一艾炷继续施灸，每次选择2~3穴，每穴3~5壮，艾炷如黄豆大。每日1次，10次为1个疗程。

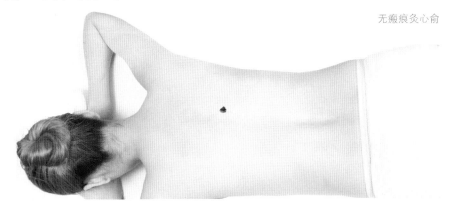

无瘢痕灸心俞

106 牙龈炎

牙龈炎是指牙齿组织在致病因素的作用下而发生的急、慢性炎症。医学上将围绕并且覆盖在牙齿周围以及槽突表面的口腔黏膜称为牙龈。几乎每个人的一生某个时期都会有不同程度的牙龈炎。

临床表现

牙龈炎的典型症状是牙龈出血、牙龈痒胀，刷牙时容易出血，甚至说话时也会出血。

治疗方法

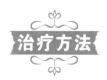
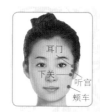
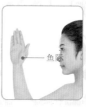
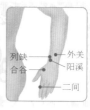
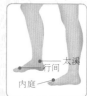

❀ 隔蒜灸 ▶

选穴 合谷、内庭、太溪、颊车、下关、耳门、听宫、二间、鱼际、列缺、阳溪、外关、行间。

方法 选择2～4个穴位。将独头大蒜横切成厚约0.3厘米的薄片，用针扎孔数个，放在患处或施灸穴位上，将大、中艾炷点燃放在蒜片中心施灸，每施灸4～5壮，须更换新蒜片，继续灸治。每穴每次宜灸足7壮，以灸处泛红为度。每日1次。

隔蒜灸颊车

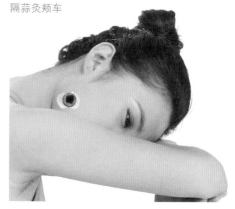

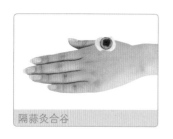

隔蒜灸合谷

107 结膜炎

结膜炎是眼科的常见病，由于大部分结膜与外界直接接触，因此容易受到感染，导致过敏，也就是我们常说的红眼病。

临床表现

本病的临床表现是眼白或眼睑内侧发红、眼睛发痒或刺痛。在细菌性结膜炎中，眼角和眼睫毛会出现黏稠的脓汁，患者清晨睁不开眼。在过敏性结膜炎中，会有眼睑肿胀和眼睛流出澄清液体等症状。

治疗方法

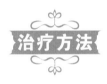
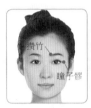
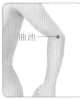
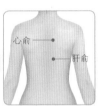

温和灸▶

选穴 心俞、肝俞、瞳子髎、攒竹、曲池、足三里、足临泣。

方法 患者取适宜体位，术者站在患者一旁，点燃艾条对准穴位，距离皮肤2～3厘米，进行熏烤，使得患者局部有温热感而无灼痛感为宜。每次灸治5～10分钟，灸至患者感觉舒服为宜，局部皮肤潮红为度。每日灸1次。

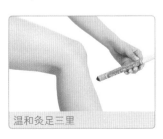

温和灸足三里

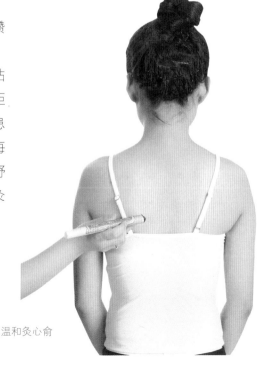

温和灸心俞

急性扁桃体炎

108

急性扁桃体炎为腭扁桃体的非特异性急性炎症，多发于春秋气候多变之时，以青少年多见，具有一定的传染性。

临床表现

全身症状 起病急，恶寒，高热，可达39~40℃，尤其是幼儿可因高热而抽搐、呕吐或昏睡、食欲缺乏、便秘及全身酸困等。

局部症状 咽痛明显，吞咽时尤甚，剧烈者经常放射至耳部，幼儿常因不能吞咽而苦恼不安，儿童若因扁桃体肥大影响呼吸时可妨碍其睡眠，夜间常惊醒不安。

治疗方法

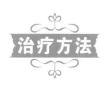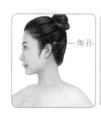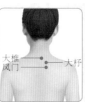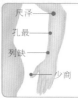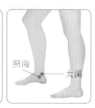

◎ 明灯爆灸法 ▶

选穴 角孙、风门、大杼、大椎。

方法 取灯心草1根，长度约为10厘米，将灯心草蘸植物油点燃，快速对准穴位爆灸，接触皮肤听到爆响"叭"的一声，即为成功，此为1壮。每穴1壮，每日1次，灸愈为止。

◎ 温和灸 ▶

选穴 风门、大杼、大椎、尺泽、孔最、列缺、少商（放血）、太溪、照海。

方法 每次选2~3个穴位。患者取适宜体位，术者站在患者一旁，点燃艾条对准穴位，距离皮肤2~3厘米，进行熏烤，使得患者局部有温热感而无灼痛感为宜。每次灸治5~10分钟，灸至患者感觉舒服为宜，局部皮肤潮红为度。每日灸1次。

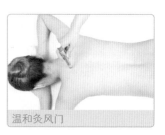
温和灸风门

109 麦粒肿

麦粒肿俗称针眼，是睫毛毛囊附近的皮脂腺或睑板腺的急性化脓性炎症。

临床表现

外麦粒肿 也叫睑缘疖，眼睑局部红肿、充血和触痛，近睑缘部位可触到硬结，甚至有怕冷、发热、全身不适等症状。数日后毛囊根部出现黄色脓点。

内麦粒肿 又称睑板炎，症状与外麦粒肿一样，但因炎症在较坚实的睑板组织内，所以疼痛较剧烈，时间较长，严重时整个眼睑红肿、耳前淋巴结肿大。

麦粒肿如果加压挤脓，细菌、毒素容易倒流到颅内，引起眼眶蜂窝织炎、海绵栓塞的严重并发症，重者可危及生命，所以长"针眼"时，切忌挤压。

治疗方法

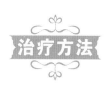 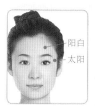 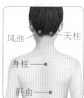 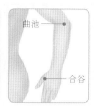 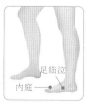

温和灸▶

选穴 天柱、风池、身柱、肝俞、阳白、太阳、曲池、合谷、内庭、足临泣。

方法 每次选择2~3个穴位。患者取适宜体位，术者站在患者一旁，点燃艾条对准穴位，距离皮肤

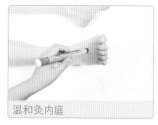

温和灸内庭

2~3厘米，进行熏烤，使得患者局部有温热感而无灼痛感为宜。每次灸治5~10分钟，灸至患者感觉舒服为宜，局部皮肤潮红为度。每日灸1次。

明灯爆灸法▶

选穴 病灶局部、阳白、太阳、曲池、合谷、内庭。

方法 取灯心草1根，长度约为10厘米，将灯心草蘸植物油点燃，快速对准穴位爆灸，接触皮肤听到爆响"叭"的一声，即为成功，此为1壮。每穴1壮，每日1次，1周为1个疗程。

110 慢性咽炎

慢性咽炎是由慢性感染所引起的弥漫性咽部病变，主要是咽部黏膜炎症，多发于成年人，主要病因有屡发急性咽炎、长期粉尘或有害气体刺激、烟酒过度或其他不良生活习惯等。

临床表现

患者咽部不适，有异物感，总感到咽部有咽不下又吐不出的东西，刺激咳嗽，干燥、发胀、堵塞、瘙痒等，但很少有咽痛。清晨常吐出黏稠痰块易引起恶心。由于食管或下咽部的癌症早期也会有类似的症状，因此需要认真检查才能确诊。

治疗方法

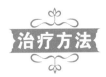
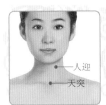
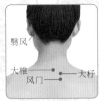
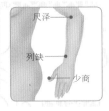

◉ 温和灸 ▶

选穴 大椎、天突、大杼、风门、翳风。

方法 取适宜体位，术者站在患者一旁，点燃艾条对准穴位，距离皮肤2～3厘米，进行熏烤，使得患者局部有温热感而无灼痛感为宜。每次灸治25分钟，灸至患者感觉舒服为宜，局部皮肤潮红为度。每日灸1次。

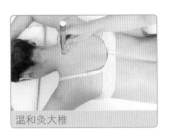
温和灸大椎

◉ 回旋灸 ▶

选穴 大杼、风门、大椎、翳风、人迎、尺泽、列缺、少商。

方法 每次选择3~4个穴位。点燃艾条，悬于施灸部位上方约3厘米高处。艾条在施灸部位上左右往返移动，或反复旋转进行灸治，使皮肤有温热感而不至于灼痛。一般每穴灸10～15分钟，移动范围在3厘米左右。

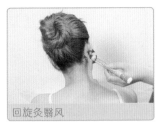
回旋灸翳风

111 斜视

斜视是指两眼视轴不正，有偏内、偏外或上、下不正的情形。属眼外肌疾病。可分为共同性斜视和麻痹性斜视两大类。

临床表现

● 眼位的偏斜。

● 复视与视混淆：复视是指外界同一物像落在双眼视网膜的非对应点上，感知为两个物像；视混淆是指外界不同的物像落在双眼视网膜的对应点上，感知为两个不同物像重叠在一起的影像。

● 眩晕、步态不稳：常见于复视、视混淆发生时。

治疗方法

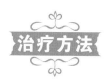
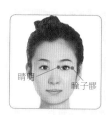
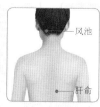
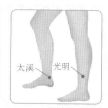

◎ 隔核桃皮法 ▶

选穴 病灶部位。

方法 将白菊花30克、新核桃皮4对，装入500毫升的大口玻璃瓶内，再倒入500毫升的温开水，盖好瓶口放于阴凉处24小时，备用。灸治的时候，将核桃皮壳扣在患眼的空镜架上，用0.5寸长的艾卷插在眼镜架上点燃施灸。每日1次，每次灸15分钟，7次为1个疗程。

◎ 温和灸 ▶

选穴 睛明、风池、光明、太溪、肝俞、瞳子髎。

方法 患者取适宜体位，术者站在患者一旁，点燃艾条对准穴位，距离皮肤2～3厘米，进行熏烤，使得患者局部有温热感而无灼痛感为宜。每次灸治25分钟，灸至患者感觉舒服为宜，局部皮肤潮红为度。每日灸1次。

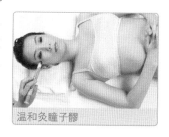
温和灸瞳子髎

112 下颌关节功能紊乱症

下颌关节功能紊乱症是由于下颌关节及其周围肌群的损伤或功能紊乱，而导致张口运动异常和疼痛的一类病症，好发于青壮年。

临床表现

本病的临床表现为局部酸胀或者疼痛、弹响和运动障碍。

● 疼痛部位可在关节区或关节周围，并可伴有轻重不等的压痛。关节酸胀或疼痛尤以咀嚼及张口时明显。

● 弹响在张口活动时出现，响声可发生在下颌运动的不同阶段，可为清脆的单响声或碎裂的连响声。

● 常见的运动阻碍为张口受限，但也可出现张口过大或张口时下颌偏斜。此外，还可伴有颞部疼痛、头晕、耳鸣等症状。

治疗方法

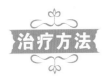

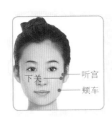
下关　听宫　颊车

◎ 回旋灸 ▶

选穴　下关、颊车、阿是穴。

方法　点燃艾条，悬于施灸部位上方约3厘米高处。艾条在施灸部位上左右往返移动，或反复旋转进行灸治，使皮肤有温热感而不至于灼痛。每次每个穴位施灸10～15分钟，每日灸治1次。

◎ 温和灸 ▶

选穴　下关、听宫、颊车、阿是穴。

方法　每次选用1～3个穴位。患者取适宜体位，术者站在患者一旁，点燃艾条对准穴位，距离皮肤2～3厘米，进行熏烤，使得患者局部有温热感而无灼痛感为宜。每次每穴灸治10～20分钟，灸至患者感觉舒服为宜，局部皮肤潮红为度。每日灸1次，7次为1个疗程，疗程之间相隔3天。

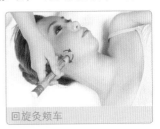
回旋灸颊车

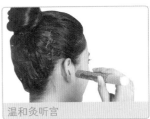
温和灸听宫

113 硬皮病

硬皮病是一种以局限性或弥漫性的皮肤增厚、纤维化为特征，可累及心、肺、肾、消化道等多个系统的自身免疫性疾病。

临床表现

局限性硬皮病

● 硬斑病：一般发于腰背部、四肢、面颈部，表现为水肿性斑片，初呈淡红或紫红色，数周或数月逐渐扩大硬化，颜色变淡黄色或象牙色，局部无汗、毛发脱落。

● 带状硬皮病：病变沿肋间和一侧肢体呈带状分布，可为单条或数条。

● 点滴状硬斑病：多发于颈、胸、肩背等处，约绿豆大小，集簇性线状排列。

肢端硬皮病与弥漫性硬皮病

肢端硬皮病有雷诺现象，皮损从远端向近端发展，病程进展慢，预后好；弥漫性硬皮病由躯干向远端扩展，雷诺现象少，内脏受累多。病变进展快，预后差。

● 雷诺现象：为多数患者的首发症状，表现为指（趾）端遇冷或情绪波动时出现发白→青紫→变红三相改变，经保暖后可缓解。

治疗方法

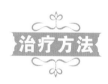
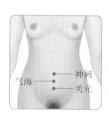
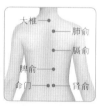
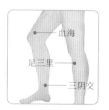

隔姜灸 ▶

选穴 肾俞、膈俞、肺俞、大椎、命门、关元、阿是穴、神阙、脾俞、气海、血海、足三里、三阴交。

方法 将鲜姜切成厚3毫米的片，然后用针扎孔若干，放在要施灸的穴位上，将艾炷点燃放在生姜片的中心进行施灸。如果患者有灼痛感，可将姜片提起稍后再进行灸治，如此反复进行，以局部出现潮红为度。每日选择2～4个穴位，每穴每次灸3～5壮，每日1次，10次为1个疗程，疗程间隔为3天。

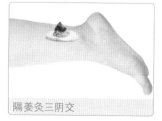
隔姜灸三阴交

114 白秃疮

白秃疮是以头皮生白屑、头发脱落成秃疮为主要症状的皮肤癣菌感染性疾病。多互相接触传染，容易在卫生条件较差的地区流行，尤其在儿童中常见。

临床表现

初起的时候丘疹色红，覆以灰白色的鳞屑，小者如豆、大者如钱币，日久蔓延，扩大成片。毛发干枯，容易折断，易于剥落，而不疼痛。多数在离头皮2～4毫米处，头发自行折断，长短参差不齐。在接近头皮的毛发干外围，常有灰白色菌鞘围绕。

患者自觉瘙痒，少数患者有轻微的红肿、丘疹、脓疱、结痂且稍有疼痛。病程缠绵，多年不愈。不经治疗往往到青春期可自愈，新发再生，不留瘢痕。如有继发感染者，则在化脓处遗留瘢痕。该处头发不会再生出。

治疗方法

❋ 温和灸▶

选穴　病变部位阿是穴。

方法　先用肥皂水将痂皮洗净，再将头发剃光，然后点燃艾条对准穴位，距离皮肤2～3厘米，进行熏烤，使得患者局部有温热感而无灼痛感为宜。每次灸治15～25分钟，灸至患者感觉舒服为宜，局部皮肤潮红为度，每日灸1次，10次为1个疗程。

❋ 隔姜灸▶

选穴　病灶局部。

方法　先洗净患部，剃光头发，然后将鲜姜切成厚3毫米的片，用针扎孔若干，放在要施灸处，将艾炷点燃放在生姜片的中心进行施灸。如果患者有灼痛感，可将姜片提起稍后再进行灸治，如此反复进行，以局部出现潮红为度。每次灸5～10壮，艾炷如有枣核大或者蚕豆大，每日1次，10次为1个疗程。

115 荨麻疹

荨麻疹俗称风团、风疹团、风疙瘩，是一种常见皮肤病，由各种因素致使皮肤黏膜血管发生暂时性炎性充血与大量液体渗出。

临床表现

风疹块出现迅速，局部常发痒或有麻刺感。一些患者在风疹块出现的数小时内或者几天内全身有些不适，如食欲缺乏等，风疹块发红或是淡黄或苍白的水肿性斑，而边缘有红晕。

风疹块的数目、大小不定，可以出现于任何部位的皮肤和黏膜，还会引起巨痒、针刺等感觉，各人的程度不同，严重者还伴有头痛、发热，尤其是急性荨麻疹患者可发热达40℃左右，血压可降低甚至发生昏厥和休克。

治疗方法

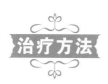
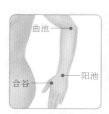
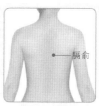
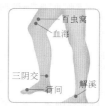

隔姜灸▶

选穴　合谷、阳池、行间、解溪。

方法　将鲜姜切成厚3毫米的片，然后用针扎孔若干，放在要施灸的穴位上，将艾炷点燃放在生姜片的中心进行施灸。如果患者有灼痛感，可将姜片提起稍后再进行灸治，如此反复进行，以局部出现潮红为度。艾炷如半个米粒大，每穴每次灸治3壮，至症状完全消失后停止施灸，慢性者可多灸2~5次。

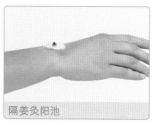

隔姜灸阳池

雀啄灸▶

选穴　曲池、血海、三阴交、膈俞、百虫窝。

方法　置点燃的艾条于穴位上约3厘米处，艾条一起一落，忽近忽远上下移动，如鸟雀啄食样。一般每穴灸5分钟。此法热感较强，注意防止烧伤皮肤。

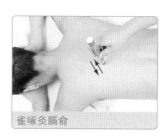

雀啄灸膈俞

116 湿疹

湿疹是一种常见的过敏性炎症性皮肤病，以皮疹多样性、对称分布、剧烈瘙痒、反复发作、易演变成慢性为特征。可发生于任何年龄、任何部位、任何季节，但常在冬季复发或加剧。

临床表现

本病按照病情的缓急可分为急性、亚急性和慢性三种。

急性湿疹　发病急，常呈对称分布，以头面、四肢和外阴部好发。在病程发展中，红斑、丘疹、水疱、脓疱、糜烂、结痂等各型皮疹可循序出现，但常有两三种同时出现。

亚急性湿疹　为急性湿疹炎症、症状减轻后，皮疹以丘疹、鳞屑、结痂为主，但搔抓后仍出现糜烂。

慢性湿疹　多因急性、亚急性湿疹反复发作演变而成，亦可开始即呈现慢性炎症。患处皮肤浸润增厚,变成暗红色及色素沉着。持久不愈时,皮损纹变得粗大，表现干燥而易发生皲裂。常见于小腿、手、足、肘窝、外阴、肛门等处。

治疗方法

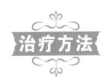
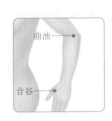
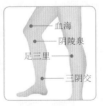

曲池　合谷　血海　阴陵泉　足三里　三阴交

◎ 温和灸▶

选穴　阿是穴（皮肤受损表面）、曲池、合谷、血海、阴陵泉、三阴交、足三里。

方法　每次选用2～4个穴位。患者取适宜体位,术者站在患者一旁,点燃艾条对准穴位,距离皮肤2～3厘米，进行熏烤，使得患者局部有温热感而无灼痛感为宜。每次灸治10～20分钟,灸至患者感觉舒服为宜,局部皮肤潮红为度。每日灸1次，7次为1个疗程。

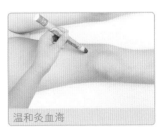
温和灸血海

117 毛囊炎

毛囊炎系化脓性球菌侵犯毛囊口周围，局限于毛囊上部的炎症，分为化脓性与非化脓性两种，一般多见于免疫力低下或者糖尿病患者，好发于头部、项部。

临床表现

非化脓性毛囊炎　毛囊炎初起为红色充实性丘疹，之后迅速发展成丘疹性脓疮，继而干燥、结痂，痂脱后不留瘢痕。皮疹数目多，但不融合。毛囊炎好发于头部、颈项部、臀部等，患者自觉瘙痒或者轻度疼痛，一般没有全身症状。

化脓性毛囊炎　皮疹初起为针头大红色毛囊性丘疹，逐渐变成粟粒大脓疱，中心有毛发贯穿，周围有炎性红晕。脓疱大多分批出现，互不融合。脓疱破溃后，排出少量脓血，结成黄痂，痂脱即愈，不留瘢痕。

治疗方法

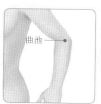
曲池

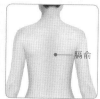
膈俞

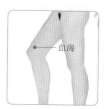
血海

回旋灸▶

选穴　阿是穴、膈俞、曲池、血海。

方法　点燃艾条，悬于施灸部位上方约3厘米高处。艾条在施灸部位上左右往返移动，或反复旋转进行灸治，使皮肤有温热感而不至于灼痛。一般每穴灸10～15分钟，移动范围在3厘米左右。

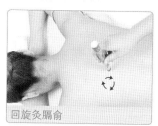
回旋灸膈俞

隔蒜灸▶

选穴　患部阿是穴、曲池、血海。

方法　将蒜片放在患部（有毛发的患部灸治前将毛发剃去），上面放艾炷点燃施灸，所用艾炷高为15毫米，底部直径约为8毫米。每次施灸10壮，每日1次，10次为1个疗程，疗程期间不必间隔。

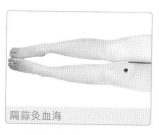
隔蒜灸血海

118 冻伤

冻伤是在一定条件下由于寒冷作用于人体，引起局部乃至全身的损伤。损伤程度与寒度、风速、湿度、受冻时间等有关。

临床表现

冻伤可以分为四度。

Ⅰ度冻伤最轻，受损在表皮层，皮肤红肿充血，自觉热、痒、灼痛，症状在数日后消失。Ⅱ度冻伤损及真皮浅层，除红肿外，皮肤伴有水疱。Ⅲ度冻伤损及皮肤全层，出现黑色或紫褐色，伤后不易愈合，除遗有瘢痕外，可有长期过敏或疼痛。Ⅳ度冻伤损及皮肤、皮下组织、肌肉甚至骨头，可出现坏死，感觉丧失，愈后可有瘢痕。

治疗方法

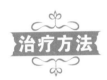
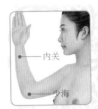
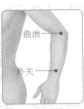
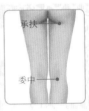

隔姜灸▶

选穴 阿是穴、内关、少海、曲池、外关。

方法 将鲜姜切成厚3毫米的片，用针扎孔若干，放在要施灸的穴位上，将艾炷点燃放在生姜片的中心进行施灸。如果患者有灼痛感，可将姜片提起稍后再进行灸治，如此反复进行，以局部出现潮红为度。每日1次。

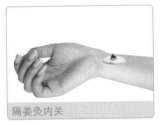
隔姜灸内关

温和灸▶

选穴 阿是穴、阳陵泉、曲池、承扶、委中、三阴交。

方法 患者取适宜体位，术者站在患者一旁施灸，也可自己施灸。点燃艾条对准穴位，距离皮肤

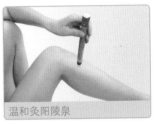
温和灸阳陵泉

2～3厘米，进行熏烤，使得患者局部有温热感而无灼痛感为宜。每次灸治10～15分钟，灸至患者感觉舒服为宜，局部皮肤潮红为度。每日灸1～2次。

119 神经性皮炎

神经性皮炎是一种皮肤功能障碍性疾病，多发生在颈后部或其两侧、肘窝、腘窝、前臂、大腿、小腿及腰骶部等。

临床表现

本病好发于青壮年，具有明显的皮肤损害。一般先会出现局部剧烈瘙痒，搔抓后出现针头至米粒大小的淡红色多角性扁平丘疹，逐渐融合成苔藓化斑块；皮损有局限分布在颈项、肘部、腰骶部等摩擦部位，也可泛发全身。患者会自觉剧烈瘙痒，夜间尤甚。本病病情缓慢，反复发作。

治疗方法

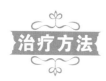
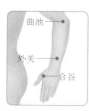
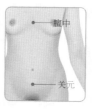
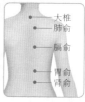
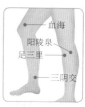

◎ 无瘢痕灸 ▸

选穴 阿是穴（皮肤损伤部）、大椎、曲池、合谷、血海、足三里。

方法 将蒜汁少许涂抹在皮损处，上面放置艾炷点燃施灸，艾炷如谷粒大小，灸点间距为12～15毫米，选用多少灸点根据皮损面积确定，每点每次施灸1～3壮，一般每周灸治3次。

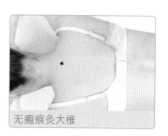
无瘢痕灸大椎

◎ 回旋灸 ▸

选穴 曲池、阳陵泉、膈俞、肺俞、胃俞、肾俞、膻中、关元、外关、三阴交。

方法 每次选取4～5个穴位。点燃艾条，悬于施灸部位上方约3厘米高处。艾条在施灸部位上左右往返移动，或反复旋转进行灸治，使皮肤有温热感而不至于灼痛。一般每穴灸10～15分钟，移动范围在3厘米左右。

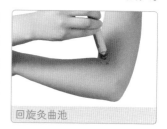
回旋灸曲池

120 银屑病

银屑病俗称为牛皮癣，是一种常见的复发性炎症性皮肤病。本病的特点是皮肤出现大小不等、境界清楚的红斑鳞屑性斑块，上覆大量干燥的银白色鳞屑，所以称为银屑病。

临床表现

银屑病好发于头皮、躯干、四肢伸侧、肘关节、膝关节，也可全身广泛对称分布。现代医学根据临床表现不同，将银屑病共分四型。

寻常型银屑病 最为常见，早期症状为淡红色丘疹，丘疹初为针头大小，以后逐渐发展到绿豆大小，丘疹逐渐融合成斑片或斑丘疹，表面覆盖有多层干燥的银色鳞屑，轻轻刮去鳞屑后可以见到半透明淡红色薄膜，称为薄膜现象，在刮去薄膜后可见小出血点，称Auspitz征。一般患者皮疹冬季较重、夏季较轻，自觉瘙痒或者无症状，皮损呈点滴状、钱币状、花瓣状、地图状等。

脓疱型银屑病 一般可分为泛发性脓疱型银屑病和掌跖脓疱型银屑病两种。前者多由治疗不当、药物刺激或激素撤减过快等因素引发。皮损在寻常型银屑病的基本损害上或周围出现粟粒大、黄色小脓疱，以四肢屈侧及皱褶部位多见。严重者可见全身出现密集脓疱，脓疱融合成脓湖，全身皮肤发红肿胀，可伴有发热、关节肿痛、全身不适等。掌跖脓疱型银屑病皮损仅见于掌跖部，常反复发生并逐渐扩大。

关节型银屑病 多数病例常继发于银屑病之后，病变可侵犯大小关节，但以手、腕及足等小关节，特别是指趾末端关节多见。这些关节红肿疼痛、僵直，甚至肌肉萎缩。部分病例有类风湿关节炎改变。

红皮型银屑病 约占银屑病患者的1%，多由寻常型银屑病在进行期外用药刺激或治疗不当而引起。临床表现为剥脱性皮炎，多见全身皮肤弥漫潮红、肿胀，大量麸糠样脱屑，掌趾角化，甲增厚甚至脱落，常伴有发热、畏寒、头痛不适等症状。

典型银屑病早期症状是银白色鳞屑、点状出血、薄膜现象，其中80%以上的患者最初会有头屑增多症状，而且对于银屑病患者来说，头屑增多是最表象的症状。

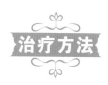
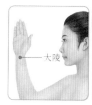
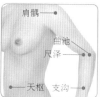
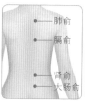
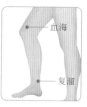

治疗方法

🌼 隔蒜泥灸▶

选穴 阿是穴、大陵、大肠俞、膈俞。

方法 将大蒜捣成蒜泥状，置施灸穴位上，厚约3厘米，在蒜泥上铺上艾绒或艾炷，点燃施灸。如病灶大可在每炷间隔1.5厘米处多灸治。施治的壮数不限，灸治皮肤局部热痒为度，10次为1个疗程。

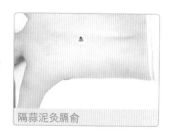

隔蒜泥灸膈俞

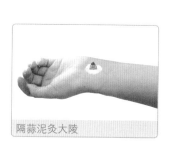

隔蒜泥灸大陵

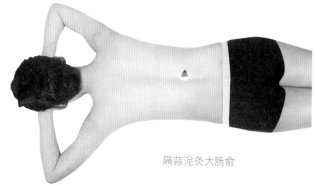

隔蒜泥灸大肠俞

🌼 明灯爆灸法▶

选穴 血海、肩髃、曲池、膈俞。

方法 取灯心草1根，长度约为10厘米，将灯心草蘸植物油点燃，快速对准穴位爆灸，接触皮肤听到爆响"叭"的一声，即为成功，此为1壮。每穴1壮，每日1次，1周为1个疗程。

雀啄灸▶

选穴　大陵、肺俞、尺泽、支沟、血海、肾俞、复溜、大肠俞、天枢。

方法　置点燃的艾条于穴位上约3厘米高处，艾条一起一落，忽近忽远上下移动，如鸟雀啄食样。每次取穴3～4处，每穴灸10～15分钟，每日1次。

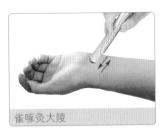

雀啄灸大陵

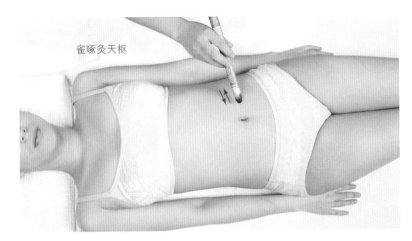

雀啄灸天枢

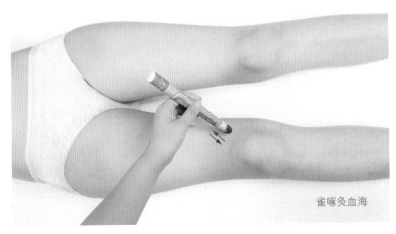

雀啄灸血海

第五章 艾灸治疗妇科、男科常见疾病

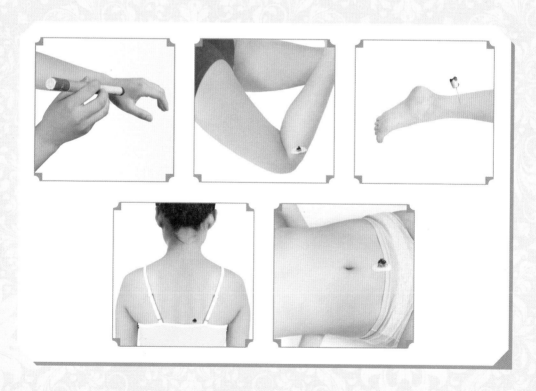

月经不调

月经不调是指与月经有关的多种疾病，包括月经的周期、经量、经色、经质的改变或伴随月经周期前后出现的某些症状为特征的多种疾病的总称。

临床表现

不规则的子宫出血 月经过多或持续的时间较长，出血全无规律性。

功能失调性子宫出血 内分泌失调引起的子宫异常出血，多见于青春期。

绝经后期阴道出血 月经停止6个月后的出血，常由肿瘤、炎症等引起。

闭经 指从未来过月经或月经周期已建立后又停止3个周期以上，前者为原发性闭经，后者为继发性闭经。

治疗方法

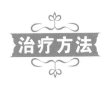
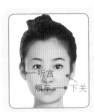
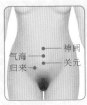
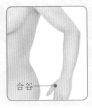
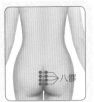

◎ 回旋灸 ▶

选穴 下关、颊车、听宫、合谷。

方法 点燃艾条，悬于施灸部位上方约3厘米高处。艾条在施灸部位上左右往返移动，或反复旋转进行灸治，使皮肤有温热感而不至于灼痛。一般每穴灸10~15分钟，移动范围在3厘米左右。

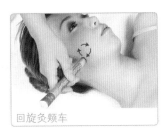

回旋灸颊车

◎ 温盒灸 ▶

选穴 神阙、气海、关元、归来或者八髎（上髎、次髎、中髎、下髎）。

方法 第一组穴位选仰卧位，第二组穴位选俯卧位。将温灸盒置于穴位上，点燃两节4~5厘米长的艾条置于铁纱上。根据艾条的火力施灸20~30分钟。每日1次，10日为1个疗程，疗程间可休息2~3天。

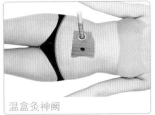

温盒灸神阙

功能失调性子宫出血

功能失调性子宫出血，简称功血，是一种常见的妇科疾病，是指异常的子宫出血，经诊查后未发现全身及生殖器官器质性病变，而是由于神经内分泌系统功能失调所致。其发生的主要原因是神经系统和内分泌系统功能失调所致。

临床表现

青春期功能失调性子宫出血　月经期紊乱，经期长短不一，出血量时多时少，甚至大量出血，出血淋漓不止。有时先有数月停经（月经不来），然后发生不规则的阴道流血，出血量往往较大，持续2~3周甚至更长时间，也可表现为类似正常月经的周期性出血，但经量明显增多，经期延长等。

更年期功能失调性子宫出血　闭经一段时间后发生出血，出血亦可为无规律性，量的多少与持续及间隔时间均不定，有的仅表现经量增多、经期延长。若为大量出血，可能会造成贫血。

排卵型功能失调性子宫出血　有规律的月经周期，但周期缩短，或经前数日即有少量出血，经血量可无变化。多发生在生育年龄的妇女，大都发生于产后或流产后的恢复期中。

一般来说，育龄妇女的性腺轴应该处于稳定状态，发生异常的子宫出血多数是器质性病变，如炎症、息肉、子宫肌瘤、子宫内膜异位等，应及时到医院检查确诊。有时也出现在更年期。

目前，功能失调性子宫出血的主要治疗方法有：止血治疗、诊断性刮宫、激素疗法。其中激素疗法较为普遍。通过性激素作用，使内膜生长修复或使其全部脱落后修复而止血。病情严重的患者，一般服药20天后效果较明显。

治疗方法

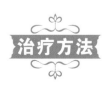
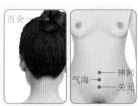
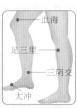
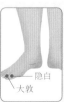
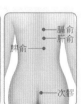

❀ 回旋灸 ▶

选穴 隐白、大敦、关元。

方法 点燃艾条，悬于施灸部位上方约3厘米高处。艾条在施灸部位上左右往返移动，或反复旋转进行灸治，使皮肤有温热感而不至于灼痛。每次每个穴位施灸15～20分钟，每日灸治1次。

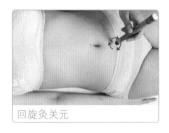

回旋灸关元

❀ 雀啄灸 ▶

选穴 隐白、大敦、关元、百会、血海、气海、神阙、三阴交、足三里、太冲。

方法 每次选择2～4个穴位。置点燃的艾条于穴位上约3厘米高处，艾条一起一落，忽近忽远上下移动，如雀啄食样。一般每穴灸10～20分钟，每日灸1次，5次为1个疗程。

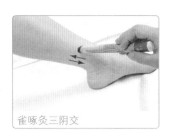

雀啄灸三阴交

❀ 温和灸 ▶

选穴 膈俞、肝俞、脾俞、次髎、血海、隐白、大敦。

方法 每次选择2～3个穴位。患者取适宜体位，术者站在患者一旁，点燃艾条对准穴位，距离皮肤2～3厘米，进行熏烤，使得患者局部有温热感而无灼痛感为宜。每次灸治10～15分钟，灸至患者感觉舒服为宜，局部皮肤潮红为度。每日1次，5次为1个疗程，疗程期间休息1天。

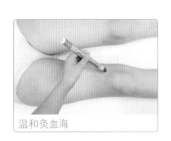

温和灸血海

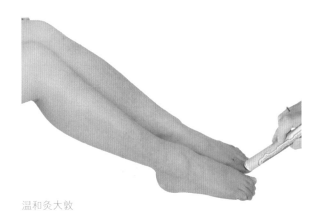

温和灸大敦

月经后期

03

月经周期延后7天以上，甚或四五十天的情况，称为"月经后期"。假如月经延后三五天，或偶然一次延期，同时无其他不适的症状，都不属于本病范畴。

临床表现

本病的主要表现为经期错后，量少，色淡质稀，小腹有痛感，头晕眼花，心悸失眠，面色苍白或萎黄，舌淡，苔薄等。

治疗方法

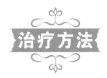
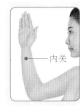
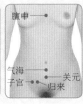
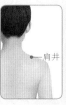

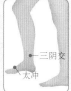

❀ 温和灸 ▶

选穴 关元、三阴交、气海、八髎、归来。

方法 取适宜体位，术者站在患者一旁，点燃艾条对准穴位，距离皮肤2～3厘米，进行熏烤，使得患者局部有温热感而无灼痛感为宜。每次灸治10～15分钟，灸至患者感觉舒服为宜，局部皮肤潮红为度。每日灸1次，10次为1个疗程。

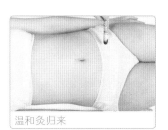

温和灸归来

❀ 隔姜灸 ▶

选穴 膻中、关元、子宫、内关、命门、肩井、太冲。

方法 将鲜姜切成厚3毫米的片，然后用针扎孔若干，放在要施灸的穴位上，将艾炷点燃放在生姜片的中心进行施灸。如果患者有灼痛感，可将姜片提起稍后再进行灸治，如此反复进行，以局部出现潮红为度。每穴每次灸5壮，艾炷如米粒大小，每日灸治1次。

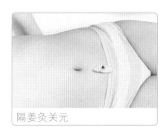

隔姜灸关元

04 崩漏

妇女不在行经期间阴道忽然大量出血或者淋漓出血不断者可以称之为"崩漏"，前者称为"崩中"，后者称为"漏下"。若经期延长达2周以上者，应属崩漏范畴，称为"经崩"或"经漏"。

临床表现

阴道出血，来势较急，出血量多的称崩；出血量少或淋漓不断的称漏。崩、漏两者会相互转化。

如患者是体弱和年老者，并伴有气喘汗出、经色淡红、质清稀、小便清长等表现，则是脾肾亏损之缘故。如患者体质尚健而见到口渴心烦、小便色深、大便干结、头痛易怒、经色鲜红、质稠厚等表现，则大致是血中热邪逼迫经血下冲造成。

治疗方法

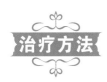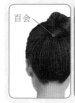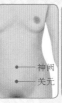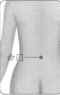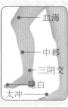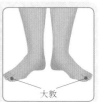

❀ 隔姜灸 ▶

选穴　神阙、血海、三阴交、隐白、大敦、关元、百会、命门。

方法　每次选择2~3个穴位。将鲜姜切成厚3毫米的片，然后用针扎孔若干，放在要施灸的穴位上，将艾炷点燃放在生姜片的中心进行施灸。如果患者有灼痛感，可将姜片提起稍后再进行灸治，如此反复进行，以局部出现潮红为度。每个穴位每次灸治7~10壮，每日或者隔1日灸治1次，10次为1个疗程。

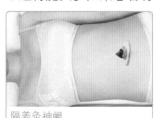
隔姜灸神阙

❀ 明灯爆灸法 ▶

选穴　隐白、大敦、太冲、中都、神阙。

方法　取灯心草1根，长度约为10厘米，将灯心草蘸植物油点燃，快速对准穴位爆灸，接触皮肤听到爆响"叭"的一声，即为成功，此为1壮。每穴1壮，每日1次，10次为1个疗程。

05 痛经

痛经是指女性在行经期间或者行经前后，出现下腹部及腰部疼痛，有的甚至剧痛难忍，随着月经周期持续发作的病症。

临床表现

主要表现为下腹部阵发性绞痛，有时放射到阴道、肛门等，伴有恶心、呕吐、尿频、腹泻等症状，腹痛可持续几小时或 1～2 天，有的在经血外流后症状好转。

治疗方法

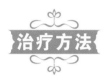
气海、归来、关元

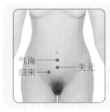
命门、肾俞、次髎、秩边

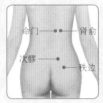

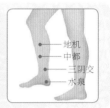
地机、中都、三阴交、水泉

温和灸 ▶

选穴　关元、气海、三阴交、归来、命门、次髎。

方法　取适宜体位，术者站在患者一旁，点燃艾条对准穴位，进行熏烤，以患者局部有温热感而无灼痛感为宜。每次10～15分钟，以患者感觉舒服为宜，局部皮肤潮红为度。每日1次，7次为1个疗程。本法在每次经前1周左右开始治疗，月经来潮即停止，连续治疗3个月经周期。

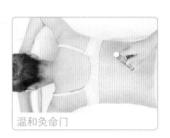
温和灸命门

隔姜灸 ▶

选穴　肾俞、关元、地机、三阴交、秩边、中都、水泉。

方法　将鲜生姜切成厚约0.3厘米的片，用针扎孔数个，置施灸穴位上，将大、中艾炷点燃放在姜片中心施灸。若患者有灼痛感可将姜片提起，使之离开皮肤片刻，旋即放下，再行灸治，反复进行，以局部皮肤潮红湿润为度。一般每穴每次施灸5～7壮，每日灸1～2次。在每月行经前1周左右开始治疗，每日1次，1周为1个疗程，来潮前即可停止。

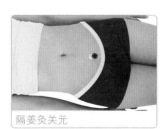
隔姜灸关元

闭经

如果女性超过18岁还没有来月经，或者来过正常的月经，但是超过3个月以上没有来月经，称之为闭经。

临床表现

年逾16周岁尚未行经，或由月经后期、量少逐渐至闭经，素体虚弱，畏寒四肢冰冷，腰膝冷痛，小便清长；舌淡，苔白，脉沉弱。

治疗方法

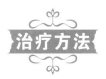
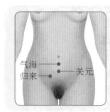
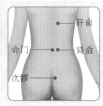
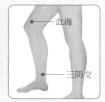

❀ 隔姜灸 ▶

选穴 关元、气海、归来、肝俞、肾俞、三阴交。

方法 将鲜姜切成厚3毫米的片，然后用针扎孔若干，放在要施灸的穴位上，将艾炷点燃放在生姜片的中心进行施灸。如果患者有灼痛感，可将姜片提起稍后再进行灸治，如此反复进行，以局部出现潮红为度。每天选择3~5个穴位，每穴每次灸2~4壮，艾炷如黄豆大小，每日灸治1次，10次为1个疗程，疗程间休息1天。

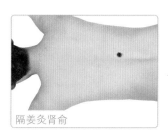
隔姜灸肾俞

❀ 温针灸 ▶

选穴 命门、肾俞、次髎、关元、气海、三阴交、血海。

方法 将针刺入腧穴得气后并给予适当补泻手法而留针时，将纯净细软的艾绒捏在针尾上，或用一段长1~2厘米艾条，插在针柄上，点燃施灸。待艾绒或艾条烧完后除去灰烬，将针取出。

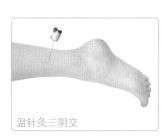
温针灸三阴交

07 经期头痛

临床上把女性在月经期前后及月经期中发生的头痛称为经期头痛。

临床表现

经期头痛发生于月经来潮前后或月经期，头痛的特点是从颞部一侧开始，很快波及两侧，呈刺痛或胀痛，伴有恶心欲吐感受，每次头痛持续30分钟至2小时不等，情绪不好时头痛加重。有的患者头痛时，还伴有经行不畅、量少、色深、有瘀块，小腹及两胁、乳房胀痛，嗳气等。

治疗方法

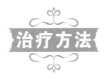
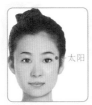
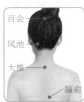
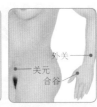
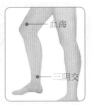

温和灸 ▶

选穴 百会、风池、太阳、合谷、血海、三阴交。

风寒加外关；风热加大椎；瘀血重者可加膈俞；小腹冷痛者可加关元。

方法 患者取适宜体位，术者站在患者一旁，点燃艾条对准穴位，距离皮肤2~3厘米，进行熏烤，使得患者局部有温热感而无灼痛感为宜。每次灸治10~15分钟，灸至患者感觉舒服为宜，局部皮肤潮红为度。每日灸1次，经前3~5日开始治疗，行经结束，连续灸治3个月。

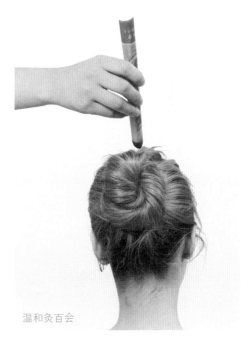

温和灸百会

卵巢囊肿

08

卵巢囊肿属广义上的卵巢肿瘤的一种,任何年龄均有可能,但以20～50岁最为常见。卵巢恶性肿瘤由于患病期很难发现,因此早期诊断很难,就诊的时候70%已属晚期,很少能得到早期治疗。

卵巢肿瘤可以有各种不同的性质和形态,单一型或混合型、一侧性或双侧性、囊性或实质性、良性或恶性,并有不少卵巢肿瘤能产生雌性或雄性激素。

临床表现

本病的主要症状为小腹疼痛、不适,带下增多、色黄、异味,月经失常,而且通常小腹内有一个坚实而无痛的肿块,有时性交会发生疼痛。当囊肿影响到激素产生时,可能出现诸如阴道不规则出血等症状。

当囊肿发生扭转时,则有严重腹痛腹胀、呼吸困难、食欲降低、恶心及发热等。较大的囊肿会对膀胱附近造成压迫,引起尿频和排尿困难。尤其当这些症状比较严重、出血频繁且同时出现时,女性患卵巢囊肿的可能性更高,病变恶性卵巢癌的危害就更大。

治疗方法

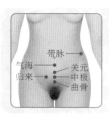
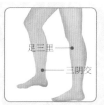

隔姜灸▶

选穴 气海、关元、中极、曲骨、带脉、归来、三阴交、足三里。

方法 将鲜姜切成厚3毫米的片,然后用针扎孔若干,放在要施灸的穴位上,将艾炷点燃放在生姜片的中心进行施灸。如果患者有灼痛感,可将姜片提起稍后再进行灸治,如此反复进行,以局部出现潮红为度。每穴每次灸5壮,艾炷如米粒大小,每日灸治1次。

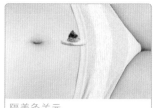

隔姜灸关元

子宫肌瘤

子宫肌瘤，又称子宫平滑肌瘤，是女性生殖器最常见的一种良性肿瘤。多无症状，少数表现为阴道出血，腹部触及肿物，并有压迫症状等。

临床表现

本病患者多数无明显的症状，仅仅限于盆腔检查时才会出现。

子宫肌瘤最常见的症状为月经改变，具体表现为月经周期缩短、经量增多、经期延长、不规则阴道流血等；腹部胀大，下腹扪及肿物，伴有下坠感；白带增多，有时产生大量脓血性排液及腐肉样组织排出伴臭味；患者常有下腹坠胀、腰背酸痛等。

肌瘤向前或向后生长，可压迫膀胱、尿道或直肠，引起尿频、排尿困难、尿潴留或便秘。

治疗方法

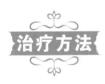

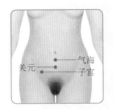

关元　气海　子宫

◈ 无瘢痕灸 ▶

选穴　阿是穴、气海、关元、子宫。

方法　将麦粒大圆锥形艾炷放在穴位上点燃施灸，在患者有灼热感的时候迅速去掉，用另一艾炷继续施灸。每次灸5壮，每日1次，10次为1个疗程。

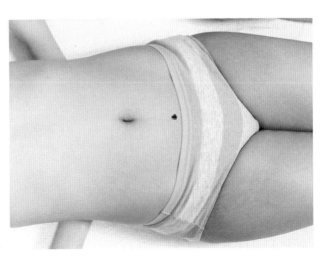

无瘢痕灸关元

10 宫颈息肉

宫颈息肉是慢性宫颈炎的一种表现，好发于已婚妇女。宫颈息肉附着于子宫颈口或宫颈管内，是宫颈黏膜在炎症的刺激下局部增生，并外突于宫颈外口而形成的，伴有炎细胞浸润，可以单发，也可以多发，体积较小。

临床表现

1/3以上的宫颈息肉患者症状不明显，因此比较容易忽略，只有当医生检查的时候才会被发现。

即使有症状，多数也是轻微症状，主要是少量点滴鲜红出血或者在性生活后少量出血，有的被认为是"回经"，少数人的出血量可与月经相似。部分患者平时可有带下黄色，多数有异味，或白带中带有血丝；还可表现为绝经后阴道流血，未婚的患者多表现为阴道口有肿物脱出。这些症状与早期宫颈癌很相似，应该及早检查，及时治疗。

治疗方法

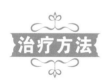
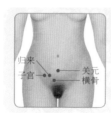
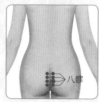
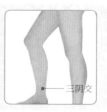

温和灸 ▶

选穴 关元、子宫、归来、横骨、八髎、三阴交。

方法 取适宜体位，术者站在患者一旁，点燃艾条对准穴位，距离皮肤2~3厘米，进行熏烤，使得患者局部有温热感而无灼痛感为宜。每次灸3~5分钟，灸至患者感觉舒服为宜，局部皮肤潮红为度。每日灸1次，10次为1个疗程。

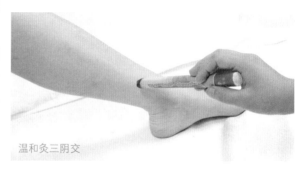

温和灸三阴交

11 子宫位置异常

子宫位置异常最常见的是子宫后位，包括子宫后屈与子宫后倾。其次是子宫过度前位，包括子宫过度前屈与前倾。另外，子宫脱垂也可视为子宫位置异常。

临床表现

子宫后位 子宫体向后屈，致使子宫体与子宫颈形成向后的角度。

子宫过度前位 子宫过度前屈前倾，属于异常现象，可造成不孕。

子宫脱垂 子宫沿着阴道向下移位。

治疗方法

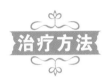
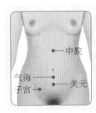
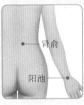
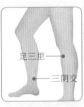

隔姜灸 ▶

选穴 三阴交、关元、足三里、子宫。

方法 将鲜姜切成厚3毫米的片，然后用针扎孔若干，放在要施灸的穴位上，将艾炷点燃放在生姜片的中心进行施灸。如果患者有灼痛感，可将姜片提起稍后再进行灸治，如此反复进行，以局部出现潮红为度。每穴每次灸3~7壮，艾炷如黄豆大小，每日灸治1次，10次为1个疗程。

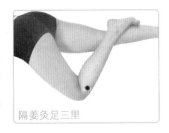
隔姜灸足三里

无瘢痕灸 ▶

选穴 中脘、气海、阳池、肾俞、三阴交、大敦。

方法 将麦粒大圆锥形艾炷放在穴位上点燃施灸，在患者有灼热感的时候迅速去掉，用另一艾炷继续施灸。每次灸7壮，每次选择1~2个穴位，每日1次。

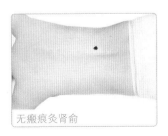
无瘢痕灸肾俞

12 外阴瘙痒症

外阴瘙痒症是由多种外阴不同病变和某些全身性疾病引起的一种症状，中、老年妇女发病者最多，患者常因外阴瘙痒而坐卧不安，严重时影响生活和工作，必须引起足够的重视。

临床表现

外阴瘙痒多位于于阴蒂、小阴唇，也可波及大阴唇、会阴甚至肛周等皮损区，一般是阵发性，多在夜间加剧。没有原因的外阴瘙痒一般发生在生育年龄或者绝经后的妇女，多波及整个外阴部，但也可能只局限于某部或者单侧外阴，虽然瘙痒严重，甚至难以忍受，但局部皮肤和黏膜外观正常，或者仅因搔抓过度而出现抓痕。

多数患者先有长期外阴瘙痒，多年后局部出现丘疹、结节或小溃疡，经久不愈，有些患者伴有外阴白斑。当肿瘤邻近或侵犯尿道时，可出现尿频、尿痛、排尿烧灼感和排尿困难。

治疗方法

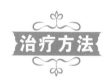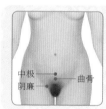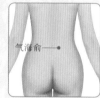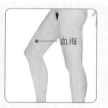

🌀 隔物灸 ▶

选穴 中极、气海俞、阴廉、血海、曲骨。

方法 用小艾炷进行灸治。隔薄棉灸以上穴位，各灸3～5壮，艾炷如拇指粗，或者用艾卷近距离灸灼也可，每穴灸5～10分钟。隔日治疗1次，10次为1个疗程。

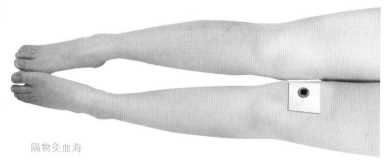

隔物灸血海

13 | 慢性盆腔炎

慢性盆腔炎是指女性内生殖器及其周围结缔组织、盆腔腹膜的慢性炎症。

临床表现

主要症状是白带增多，腰骶部酸痛，部分女性还会有小腹阵痛。严重的话有发热的情况，同时还可能出现神经衰弱、失眠、精神不振、尿频、尿急、尿痛、月经紊乱等症状。

治疗方法

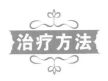
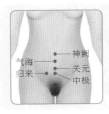
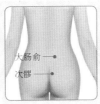

气海　　神阙
归来　　关元
　　　　中极
大肠俞
次髎

❀ 隔姜灸 ▶

选穴　中极、气海、归来、大肠俞、次髎。

方法　将鲜生姜切成厚约0.3厘米的片，用针扎孔数个，置施灸穴位上，将中等艾炷点燃放在姜片中心施灸。若患者有灼痛感可将姜片提起，使之离开皮肤片刻，旋即放下，再行灸治，反复进行，以局部皮肤潮红湿润为度。一般每穴每次施灸3～5壮，每日灸1次，10次为1个疗程，疗程间隔为1天。

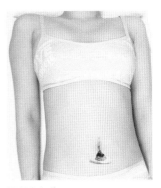

隔姜灸气海

❀ 温盒灸 ▶

选穴　神阙、气海、关元、中极、归来。

方法　将温灸盒放置于患者下腹部，点燃两节4～5厘米长的艾条置于铁纱上，以盒装来调节温度高低。每次根据艾条的火力，施灸20～30分钟。每日1次，30日为1个疗程。

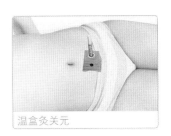

温盒灸关元

14 乳腺纤维腺瘤

乳腺纤维腺瘤是发生于乳腺小叶内纤维组织和腺上皮的混合性瘤，是乳房良性肿瘤中最常见的一种。乳腺纤维腺瘤可发生于青春期后任何年龄的女性，但以18~25岁的青年女性多见。

临床表现

主要临床表现为乳房肿块，且在较多的情况下，它是本病的唯一症状。乳房肿块好发于乳房的外上象限，多是患者无意间发现的，一般不伴有疼痛感，也不随月经周期发生变化。

治疗方法

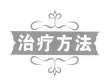
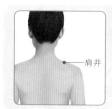
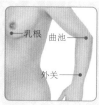
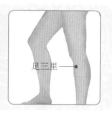

◎ 隔姜灸▶

选穴 阿是穴、肩井、乳根、外关、曲池、足三里。

方法 将鲜姜切成厚3毫米的片，然后用针扎孔若干，放在要施灸的穴位上，将艾炷点燃放在生姜片的中心进行施灸。如果患者有灼痛感，可将姜片提起稍后再进行灸治，如此反复进行，以局部出现潮红为度。每次灸2壮，每日1次，5次为1个疗程。

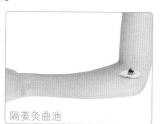
隔姜灸曲池

◎ 温和灸▶

选穴 肩井、乳根、外关、曲池、足三里。

方法 患者取适宜体位，术者站在患者身旁，将艾条点燃对准施灸的穴位，距离皮肤2~3厘米，进行熏烤，以局部有温热感而无灼痛为度。每次灸治10~15分钟，应以患者感觉舒适为宜，局部皮肤出现潮红为度。每次灸1~2次，5次为1个疗程。

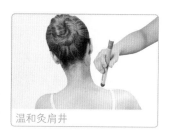
温和灸肩井

15 | 乳腺增生症

乳腺增生既非炎症又非肿瘤，它是单纯性乳腺增生、乳腺腺病、乳腺囊性增生病的总称，属于腺组织的一种良性增生性疾病。

临床表现

乳房疼痛　乳房疼痛主要表现为胀痛，并随着月经周期的变化或加重或减轻。

乳房肿块　肿块常见多枚，以双侧乳房均有为多见，质地偏软，光滑，可活动。

伴随症状　常感觉情绪不畅或心烦易怒，可兼见痛经、月经前后不定期等。

治疗方法

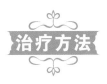
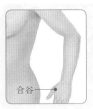
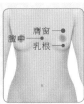
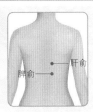
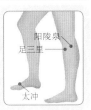

无瘢痕灸▶

选穴　阿是穴、乳根、阳陵泉、膺窗、膻中、肝俞、脾俞、合谷、足三里、太冲。

方法　每次选2~4个穴位，将麦粒大圆锥形艾炷放在穴位上点燃施灸，在患者有灼热感的时候迅速去掉，用另一艾炷继续施灸。每次灸7壮，每日1次，10次为1个疗程，连续治疗2个疗程休息7天后再进行灸治。

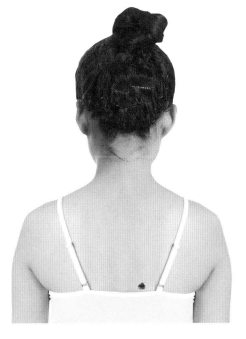

无瘢痕灸肝俞

16 更年期综合征

更年期综合征是指妇女在围绝经期或其后，因卵巢功能逐渐衰退或丧失，以致雌激素水平下降所引起的以自主神经功能紊乱代谢障碍为主的一系列症候群。

临床表现

通常表现为月经絮乱、阵热、潮红、心血管及脂代谢障碍、神经和精神障碍以及运动系统退化等，一般始于40岁，历时10～20年。当营养不良、情绪不稳定或雌激素水平迅速下降时，症状便较严重。

治疗方法

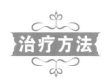
百会

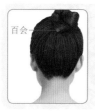
中脘
气海 神阙
关元

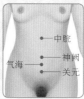
心俞 肺俞
膈俞
肝俞
脾俞
肾俞

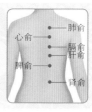
三阴交
太冲

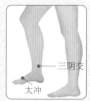

◉ 温和灸▶

选穴 心俞、肝俞、肾俞、脾俞、肺俞、膈俞。

方法 取适宜体位，术者站在患者一旁，点燃艾条对准穴位，距离皮肤2～3厘米，进行熏烤，使得患者局部有温热感而无灼痛感为宜。每次灸治10～15分钟，灸至患者感觉舒服为宜，局部皮肤潮红为度。每日灸1次，10次为1个疗程，疗程间隔为3天。

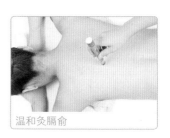
温和灸膈俞

◉ 回旋灸▶

选穴 神阙、关元、气海、百会、中脘、三阴交、太冲。

方法 点燃艾条，悬于施灸部位上方约3厘米高处。艾条在施灸部位上左右往返移动，或反复旋转进行灸治，使皮肤有温热感而不至于灼痛。每次每个穴位施灸10～15分钟，每日灸治1次，10次为1个疗程，疗程间隔为3天。

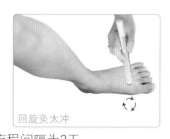
回旋灸太冲

17 女性不孕症

育龄期夫妇同居2年以上，男方生殖功能正常，未采取避孕措施而未能怀孕者，称为不孕症。

临床表现

从未受孕者称原发性不孕，曾有生育或流产又连续2年以上不孕者，称继发性不孕症。造成不孕症的原因有排卵障碍，以及输卵管、子宫、子宫颈因素等。

治疗方法

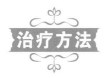
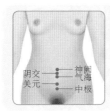
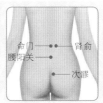

回旋灸▶

选穴 气海、关元、中极。

方法 点燃艾条，悬于施灸部位上方约3厘米高处。艾条在施灸部位上左右往返移动，或反复旋转进行灸治，使皮肤有温热感而不至于灼痛。一般每穴灸10~15分钟，移动范围在3厘米左右。

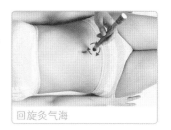
回旋灸气海

温盒灸▶

选穴 ①神阙、气海、关元、阴交；②肾俞、命门、次髎、腰阳关。

方法 两组穴位交替使用，施灸时，把温灸盒安放于应灸部位的中央，点燃艾卷后，置铁纱上，盖上盒盖。每次可灸20~30分钟，每日1次，应该长期施灸。

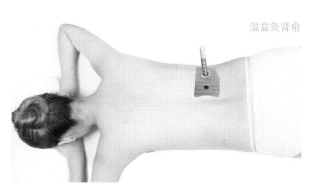
温盒灸肾俞

18 习惯性流产

习惯性流产为自然流产连续3次以上者，每次流产往往发生在同一妊娠月份，中医称为"滑胎"。

临床表现

阴道流血　在妊娠3个月内流产者，开始时绒毛和蜕膜分离，血窦开放，即开始出血。当胚胎全部剥离排出，子宫强力收缩，血窦关闭，出血停止。故早期流产的全过程均伴有阴道出血。晚期流产时，胎盘已形成，流产与早产及足月产相似，一般流血不多。

腹痛　早期流产开始流血后，宫腔内存有血液特别是血块，刺激子宫收缩，呈持续性下腹疼痛。晚期流产则先有阵发性子宫收缩，然后胎盘剥离，故阴道流血前即有腹痛。

腹痛与流血多数是进行性的，与其临床经过及进度有关。

治疗方法

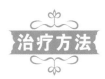
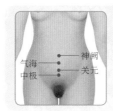
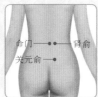
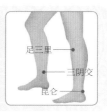

温和灸▶

选穴　关元、中极、气海、昆仑、肾俞、命门、关元俞、神阙、足三里、三阴交。

方法　每次选用2~4个穴位。取适宜体位，术者站在患者一旁，点燃艾条对准穴位，距离皮肤2~3厘米，进行熏烤，使得患者局部有温热感而无灼痛感为宜。每次灸治15~25分钟，灸至患者感觉舒服为宜，局部皮肤潮红为度。每日灸1次，10次为1个疗程，疗程间隔为5天左右。

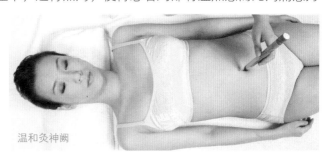
温和灸神阙

19 胎位不正

胎儿正常产出的顺序是头部先出来，若是下半身先产出，甚至肩膀、手臂等部位先产出，即称为"胎位不正"。

临床表现

最常见的胎位异常就是所谓的臀位，亦即臀部朝向子宫颈口及产道的方向，其他如斜位或横位(肩部或躯干部位朝向产道)者较少，但其危险性并不小。这只是最粗略的分类，事实上生产时，唯有后脑勺先娩出者是最容易生产的方式，其他方式都容易造成生产过程中，或多或少的危险性或产程的延长。

治疗方法

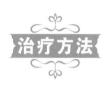
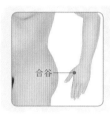
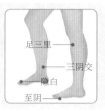

足三里
三阴交
隐白
至阴
合谷

无瘢痕灸 ▶

选穴 至阴、隐白、三阴交、足三里、合谷。

方法 先在穴位上涂一些凡士林，使之黏附艾炷，然后将麦粒大的艾炷放在穴位上，点燃。待其烧近皮肤，患者有微痛感时，就用镊子移去没有燃尽的艾炷或者压灭，施第2壮。每次选用1~2壮，每穴每次施灸3~5壮，每日1次。

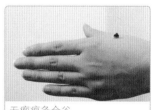
无瘢痕灸合谷

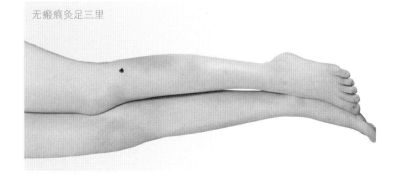
无瘢痕灸足三里

20 产后缺乳

妇女产后乳汁分泌量少或全无，不能满足喂哺婴儿的需要，称为产后缺乳。

临床表现

　　缺乳的程度和情况各不相同：有的开始哺乳时缺乏，以后稍多但仍不充足；有的全无乳汁，完全不能喂乳；有的正常哺乳，突然高热或七情过极后，乳汁骤少，不足于喂养婴儿。

治疗方法

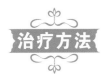
膻中　　期门

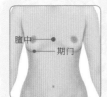
肝俞

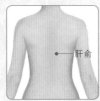

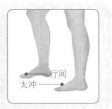
行间　太冲

❀ 雀啄灸 ▶

　　选穴　膻中、期门、肝俞、太冲。

　　方法　置点燃的艾条于穴位上约3厘米高处，艾条一起一落，忽近忽远上下移动，如鸟雀啄食样。一般每穴灸5分钟。此法热感较强，注意防止烧伤皮肤。

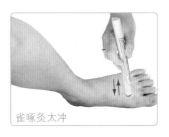
雀啄灸太冲

❀ 回旋灸 ▶

　　选穴　太冲、行间、期门、肝俞、膻中。

　　方法　点燃艾条，悬于施灸部位上方约3厘米高处。艾条在施灸部位上左右往返移动，或反复旋转进行灸治，使皮肤有温热感而不至于灼痛。每次每个穴位施灸10～15分钟，每日灸治1次，5次为1个疗程，疗程间隔为1天。

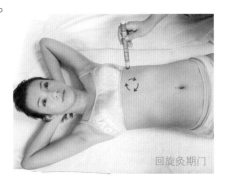
回旋灸期门

21 产后腹痛

产后出现下腹阵发性疼痛，难以忍受，或腹部绵绵，持续不解，不伴寒热等症者，可诊断为产后腹痛。

临床表现

气血虚弱　症见产后小腹疼痛，喜暖喜按，恶露量少色淡，兼见头晕目眩、心悸失眠、大便秘结、舌质淡红，苔薄，脉细弱。

血瘀阻滞　症见产后小腹疼痛、拒按，腹部有明显冷感，得热则减、恶露量少、色紫黯、夹血块，胸胁胀痛，四肢不温，面色青白，舌质紫黯，苔薄白，脉沉紧。

治疗方法

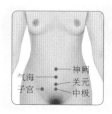
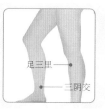

❀ 隔姜灸▶

选穴　关元、气海、子宫、三阴交、足三里。

方法　将鲜姜切成厚3毫米的片，然后用针扎孔若干，放在要施灸的穴位上，将艾炷点燃放在生姜片的中心进行施灸。如果患者有灼痛感，可将姜片提起稍后再进行灸治，如此反复进行，以局部出现潮红为度。每穴每次灸2～4壮，艾炷如黄豆大小，每日灸治1次，5次为1个疗程。

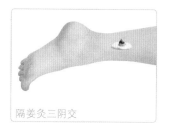
隔姜灸三阴交

❀ 温针灸▶

选穴　神阙、气海、中极、三阴交。

方法　将针刺入腧穴得气后并给予适当补泻手法而留针时，将纯净细软的艾绒捏在针尾上，或用长1～2厘米艾条，插在针柄上，点燃施灸。待艾绒或艾条燃尽去灰烬，取出针。

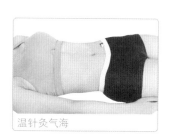
温针灸气海

22 产后便秘

产妇产后饮食如常，但大便数日不行或者行大便时干燥疼痛，难以解出称为产后便秘。

临床表现

产后便秘根据临床表现可以分为血虚肠燥、阴虚火旺、气血虚弱三种类型。

血虚肠燥　产后大便干结，数日不解，或解时艰涩难下，但饮食正常，腹无胀痛，面色萎黄，舌淡苔薄，脉虚涩。

阴虚火旺　产后大便干结，数日不解，或解时艰涩难下，腹满胀痛，手足心热，心烦口渴，舌质红，苔薄黄，脉细数。

气血两虚　大便艰难，伴气喘自汗、头晕目眩、精神疲倦，舌质淡，脉大而虚。

治疗方法

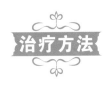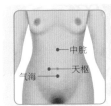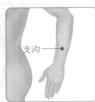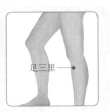

中脘　天枢　气海　支沟　足三里

温针灸▶

选穴　中脘、天枢、气海、支沟、足三里。

方法　将针刺入腧穴得气后并给予适当补泻手法而留针时，将纯净细软的艾绒捏在针尾上，或用一段长1～2厘米艾条，插在针柄上，点燃施灸。待艾绒或艾条烧完后除去灰烬，将针取出。

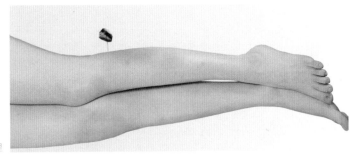

温针灸足三里

23 鞘膜积液

鞘膜积液在临床上与腹股沟斜疝很相似，肿块位于腹股沟和阴囊，但内容物不是肠管而是液体，称为鞘膜积液，俗称"水蛋"。

临床表现

根据鞘状突闭合的位置不同，鞘膜积液分为睾丸鞘膜积液、精索鞘膜积液、混合型鞘膜积液、睾丸精索鞘膜积液（婴儿型）、交通性鞘膜积液五种类型。

原发性鞘膜积液初起时无症状，其发展又较缓慢，待长大到一定程度，患者才发现。过大的睾丸鞘膜积液由于重量大而有下坠感，有时将阴茎包埋于皮内而影响排尿。先天性鞘膜积液在平卧时，包块迅速消失，这固然是其特点，但有时交通孔道很细，只在长时间卧床才略变小或稍变软，易于误诊为睾丸鞘膜积液。

对于积液少、张力小、长期不增长而无明显症状者，一般不需手术治疗。病情严重的患者，主要可通过下面三种手术进行治疗。

① 鞘膜翻转术：目前使用较为广泛，操作简便，手术效果好。

② 鞘膜囊肿切除术：主要应用于精索鞘膜囊肿。

③ 交通性鞘膜积液手术：于内环口处高位结扎并切断未闭合的鞘状突，行鞘膜翻转。

治疗方法

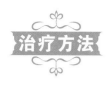
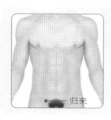

三阴交

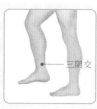
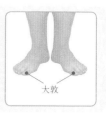

大敦

归来

无瘢痕灸 ▶

选穴 阿是穴、三阴交、归来、大敦。

方法 艾炷灸治常规手法。

每次选用1～3个穴位，每穴每次灸3～5壮，每日灸1次，8次为1个疗程。

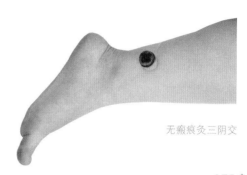

无瘢痕灸三阴交

24 | 精子缺乏症

精子缺乏是男性不育症的重要原因之一，每次性生活，男性排出的精液量通常为2～6毫升。如排出量少于2毫升，甚至仅有点滴者，则称为精子缺乏症。

临床表现

在射出的精液中精子数目减少、缺乏活力。

治疗方法

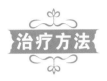
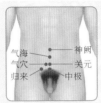
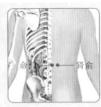
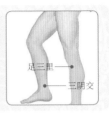

⊛ 温和灸▶

选穴 关元、神阙、肾俞、命门、三阴交、中极、气海、气穴、归来。

方法 每次选用2～4个穴位。患者取适宜体位，术者站在患者一旁，点燃艾条对准穴位，距离皮肤2～3厘米，进行熏烤，使得患者局部有温热感而无灼痛感为宜。每次灸治15～25分钟，灸至患者感觉舒服为宜，局部皮肤潮红为度。每日灸1次，10次为1个疗程。

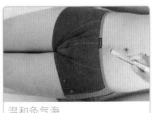
温和灸气海

⊛ 隔姜灸▶

选穴 气海、中极、关元、足三里、三阴交、肾俞、命门。

方法 将鲜姜切成厚3毫米的片，然后用针扎孔若干，放在要施灸的穴位上，将艾炷点燃放在生姜片的中心进行施灸。如果患者有灼痛感，可将姜片提起稍后再进行灸治，如此反复进行，以局部出现潮红为度。每穴每次灸2～4壮，艾炷如黄豆大小，每日灸治1次，5次为1个疗程。

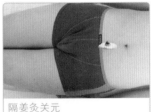
隔姜灸关元

25 前列腺炎

前列腺炎是指前列腺特异性和非特异感染所致的急慢性炎症，从而引起的全身或局部症状。

临床表现

急性细菌性前列腺炎　发病较突然，可见寒战和高热，尿频、尿急、尿痛；可发生排尿困难或急性尿潴留；前列腺肿胀、压痛、局部温度升高，形成脓肿。

慢性细菌性前列腺炎　有尿频、尿急、尿痛，排尿时尿道不适或灼热；排尿后和便后常有白色分泌物自尿道口流出。

慢性非细菌性前列腺炎及前列腺痛　临床表现类似于慢性细菌性前列腺炎，主要为尿路刺激、排尿困难症状，特别是慢性盆腔疼痛综合征的表现。

治疗方法

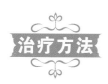
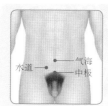
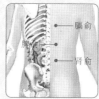
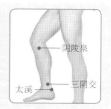

温和灸▸

选穴　太溪、肾俞、脾俞、膈俞、气海。

方法　患者取适宜体位，术者站在患者一旁，点燃艾条对准穴位，距离皮肤2～3厘米，进行熏烤，使得患者局部有温热感而无灼痛感为宜。每次灸治10～15分钟，灸至患者感觉舒服为宜，局部皮肤潮红为度。每日灸1次，10次为1个疗程，疗程间隔为3天。

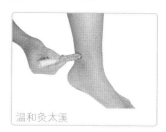
温和灸太溪

温针灸▸

选穴　中极、水道、肾俞、阴陵泉、三阴交。

方法　将针刺入腧穴得气后并给予适当补泻手法而留针时，将纯净细软的艾绒捏在针尾上，或用一段长1～2厘米艾条，插在针柄上，点燃施灸。待艾绒或艾条烧完后除去灰烬，将针取出。

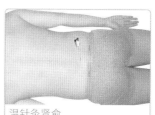
温针灸肾俞

26 阳痿

阳痿是指在有性欲时，阴茎不能勃起、勃起不坚或虽有勃起且有硬度，但时间短暂，因而妨碍性交或不能完成性交。

临床表现

年青人与性伙伴情感交流不充分或性行为习惯不统一，出现焦虑和急躁时伴有阳痿；也有偶发性阳痿，在下一次性生活时完全正常，可能是一时紧张或劳累所致。阳痿虽发生频繁，但于清晨或手淫时阴茎可以勃起并可维持一段时间，多是由心理因素引起。阳痿持续存在并不断进展，多为器质性病变所引起。

治疗方法

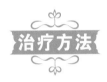
大赫 —— 关元

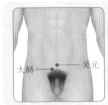
命门 —— 肾俞

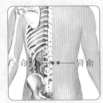

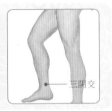
三阴交

◎ 温和灸 ▶

选穴 命门、关元、大赫、肾俞、三阴交。

方法 患者取适宜体位，术者立于患者身侧，将艾条的一端点燃，对准应灸的腧穴部位，距离皮肤2～3厘米，进行熏烤，使患者局部有温热感而无灼痛为宜。每穴灸15～20分钟，灸至以患者感觉舒适为宜，局部皮肤潮红为度。每日灸1次，10次为1个疗程，疗程间休息1天，可持续施灸。

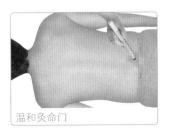
温和灸命门

◎ 无瘢痕灸 ▶

选穴 命门、关元、肾俞、三阴交。

方法 在穴位上先涂抹凡士林，让艾炷黏附，然后将麦粒大的艾炷放在穴位上，点燃，至艾炷燃烧近皮肤，患者有温热或者轻微灼热感时，就将未燃尽的艾炷移去或者压灭，施第2壮。每穴2～3壮，一周1次，3次为1个疗程，可持续灸治。

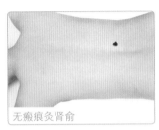
无瘢痕灸肾俞

第六章　艾灸治疗儿科常见疾病

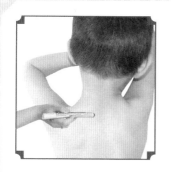
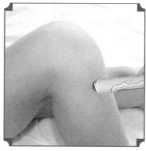
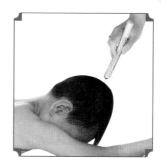

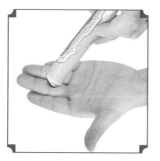
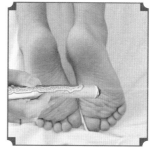

01 小儿夜啼

夜啼指的是小儿白天一切正常，但是到了晚上就啼哭不安，或者小儿每夜定时啼哭，甚则通宵达旦哭泣的一种疾病。

临床表现

本病的具体表现是小儿多在夜间啼哭不止，白天正常。或阵阵啼哭，或通宵达旦，哭后仍能入睡；或伴见面赤唇红，或阵发腹痛，或腹胀呕吐，或时惊恐，声音嘶哑等。一般持续时间少则数日，多则经月。

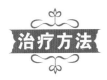

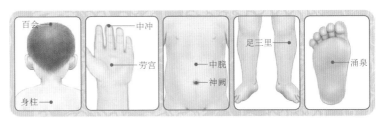

无瘢痕灸▶

选穴　中冲、身柱、中脘、足三里。

方法　用艾炷施灸。做艾炷如麦粒大小，燃其一半即压熄，再换新艾炷，每次灸1壮，每日1次，10次为1个疗程。

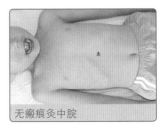

无瘢痕灸中脘

雀啄灸▶

选穴　中冲、劳宫、涌泉、神阙、中脘、百会。

方法　每次选择2～4个穴位。置点燃的艾条于穴位上约3厘米高处，艾条一起一落，忽近忽远上下移动，如雀啄食样。一般每穴灸5～10分钟，每日灸1次。此法热感较强，注意防止烧伤皮肤。

雀啄灸百会

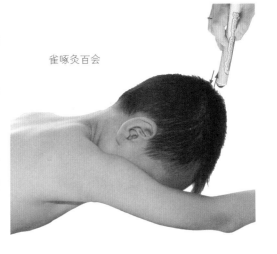

02 小儿口腔炎

小儿口腔炎是指口腔黏膜的炎症，如病变局限于局部，如舌、口角、齿龈，亦可称为舌炎、齿龈炎和口角炎。

临床表现

单纯性口腔炎　多由局部理化因素刺激引起。用粗糙物品擦洗新生儿口腔、饮食过热、过硬或药物刺激等均可致病。整个口腔黏膜充血、水肿。患儿流涎，会诉说者进食时自诉疼痛。婴幼儿有时因疼痛而影响吸乳，食欲较差。

急性球菌性口腔炎　可由链球菌、金黄色葡萄球菌、肺炎链球菌等引起。口腔黏膜充血、水肿，唾液增多。牙龈、舌、颊、唇内侧及上腭等处出现大小不等散在的溃疡。溃疡周边有厚的纤维素性渗出物，形成灰白色或黄色假膜覆盖创面。溃疡处疼痛明显。有轻微口臭，局部淋巴结经常肿大。全身症状轻重不一，多有发热、烦躁、食欲减退或因局部疼痛而不能进食。白细胞总数常增高。

鹅口疮　为白色念珠菌感染所致。新生儿及婴儿较多见。特征为口腔黏膜出现白色点状或片状物。首先见于舌缘或颊黏膜，渐蔓延至舌面、牙龈、上腭和咽部，并可融合成大片白膜。

疱疹性口腔炎　由单纯疱疹病毒引起。多见于1～3岁小儿，无明显季节性，但传染性强，常在集体托幼机构引起小流行。起病时发热，有时可高达39～40℃。患儿头痛、乏力，可有上呼吸道感染症状。

治疗方法

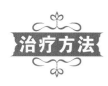
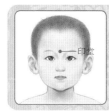
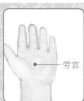
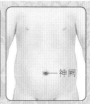
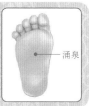

印堂　劳宫　神阙　涌泉

❀ 雀啄灸 ▶

选穴　涌泉、劳宫、神阙、印堂。

方法　每次选择2～3个穴位。置点燃的艾条于穴位上约3厘米高处，艾条一起一落，忽近忽远上下移动，如雀啄食样。一般每穴灸10～15分钟，每日灸1次。此法热感较强，注意防止烧伤皮肤。

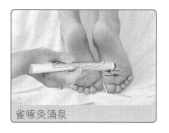

雀啄灸涌泉

小儿流涎症

流涎症是指小儿唾液过多而引起口涎外流的一种常见症状。

临床表现

凡小儿在1岁以上，口水不自主地从口角一侧或两侧同时流下，轻者只在睡眠中出现，清醒即止；重者昼夜不停。

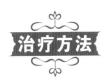

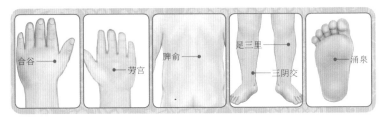

❀ 温和灸 ▶

选穴 涌泉、劳宫、足三里、三阴交、合谷、脾俞。

方法 每次选用2～4个穴位。患儿取适宜体位，术者站在患儿一旁,点燃艾条对准穴位,距离皮肤2～3厘米，进行熏烤，使得患儿局部有温热感而无灼痛感为宜。每次灸治10～15分钟,灸至患儿感觉舒服为宜，局部皮肤潮红为度。每日灸1次，3次为1个疗程。

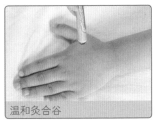

温和灸合谷

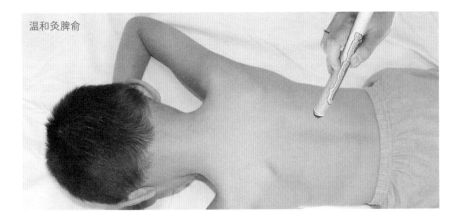

温和灸脾俞

小儿腹泻

小儿腹泻是仅次于呼吸道感染的第二位常见病、多发病。夏秋换季时节，天气时冷时热，腹泻小儿就会多起来，且以2岁以内的婴幼儿多见。

临床表现

本病的临床表现是大便次数增多，每日数次至十数次，粪便稀薄，或水样便，或夹有不消化食物，常伴呕吐、腹痛、腹胀，发热等症状。全世界每年死于腹泻的儿童高达500万～1800万。

治疗方法

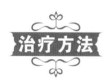
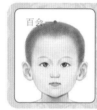
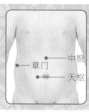
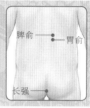
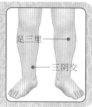

❀ 温和灸 ▶

选穴 三阴交、脾俞、胃俞、足三里、章门、中脘、天枢。

方法 每次选用2～4个穴位。患儿取适宜体位，术者站在患儿一旁，点燃艾条对准穴位，距离皮肤2～3厘米，进行熏烤，使得患儿局部有温热感而无灼痛感为宜。每次灸治10～15分钟，灸至患儿感觉舒服为宜，局部皮肤潮红为度。每日灸1次，5次为1个疗程，疗程间隔为1天。

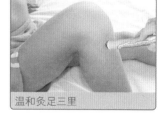

温和灸足三里

❀ 回旋灸 ▶

选穴 百会、长强。

方法 点燃艾条，悬于施灸部位上方约3厘米处。艾条在施灸部位上左右往返移动或反复旋转，使皮肤有温热感而不至于灼痛。一般每穴灸10～15分钟，移动范围在3厘米左右。

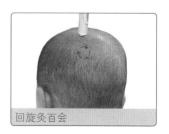

回旋灸百会

05 | 小儿营养不良

小儿营养不良是指摄食不足或食物不能充分吸收利用，以致能量缺乏、机体消耗、体重减轻、发育停滞、肌肉萎缩的病症。

临床表现

Ⅰ度营养不良 体重减少15%～25%，脂肪层变薄，肌肉不坚实。

Ⅱ度营养不良 体重减少25%～40%，身长低于正常。脂肪层消失、肋骨、脊柱突出，皮肤苍白失去弹性，哭声无力，运动功能发育迟缓，情绪不稳，食欲低下。

Ⅲ度营养不良 体重减轻40%以上，发育迟缓，骨龄低，脂肪层消失，颧骨突出，老人貌，皮肤苍白干燥，生命体征低弱，情绪不稳定，易腹泻。

治疗方法

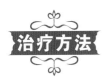

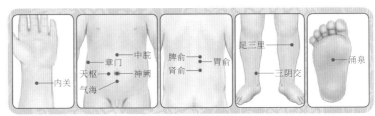

隔姜灸▶

选穴 内关、神阙、足三里、涌泉、脾俞、胃俞。

方法 选择2～4个穴位。将鲜姜切成厚3毫米的片，用针扎孔若干，放在施灸的穴位上，将艾炷点燃放在生姜片中心进行施灸。如患儿有灼痛感，可将姜片提起稍后再进行，如此反复，以局部出现潮红为度。每穴每次灸2～4壮，艾炷如黄豆大小，每日灸治1次。

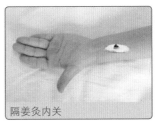

隔姜灸内关

温和灸▶

选穴 中脘、天枢、章门、气海、肾俞、三阴交。

方法 每次选用2～4个穴位。患儿取适宜体位，术者站在患儿一旁，点燃艾条对准穴位，距离皮肤2～3厘米，进行熏烤，使得患儿局部有温热感而无灼痛感为宜。每次灸治5～10分钟，灸至患儿感觉舒服为宜，局部皮肤潮红为度。每日灸1次。

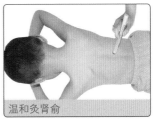

温和灸肾俞

化脓性中耳炎

化脓性中耳炎为化脓性细菌引起的中耳腔的化脓性炎症疾患，有急、慢性之分，多为婴幼儿常见病，现代医学认为小儿咽鼓管短，宽而平直，容易为细菌侵入。

临床表现

本病的常见症状为发病后，较大的儿童可喊叫耳痛，在婴幼儿则常表现为啼哭不止，抓耳摇头，或时从睡中惊醒，哭闹不安，病情严重者常可出现高热惊厥。鼓膜穿孔流脓后，上述症状常渐消退。转为慢性后，表现为耳反复流脓，鼓膜穿孔，听力减退，常呈传导性耳聋。

治疗方法

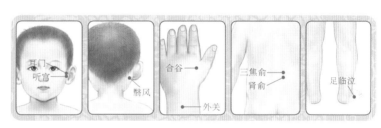

温和灸▶

选穴 翳风、外关、合谷、耳门、听宫、足临泣、三焦俞、肾俞。

方法 每次选用1~3个穴位。患儿取适宜体位，术者站在患儿一旁，点燃艾条对准穴位，距离皮肤2~3厘米，进行熏烤，使得患儿局部有温热感而无灼痛感为宜。每次灸治3~5分钟，灸至患儿感觉舒服为宜，局部皮肤潮红为度。每日灸1次，3次为1个疗程。

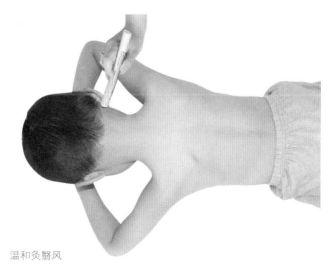

温和灸翳风

07 小儿遗尿

小儿遗尿俗称尿床，多是小儿在睡梦中不自觉的排尿，醒后方知。

临床表现

超过3岁，特别是5岁之后，幼儿每周都出现熟睡中遗尿，视为遗尿症。绝大多数孩子的尿床与精神因素、卫生习惯、环境因素等有关。另外，如果父母都曾为夜遗尿者或一方曾为尿床者，孩子有50%～75%的患病概率。

治疗方法

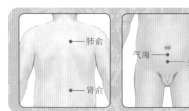

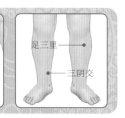

◉ **回旋灸** ▶

选穴 气海、关元、三阴交、肾俞、足三里。

方法 点燃艾条，悬于施灸部位上方约3厘米高处。艾条在施灸部位上左右往返移动，或反复旋转进行灸治，使皮肤有温热感而不至于灼痛。每次每个穴位施灸10～15分钟，每日灸治1次，7次为1个疗程。

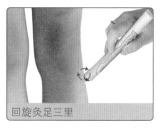

回旋灸足三里

◉ **温和灸** ▶

选穴 关元、足三里、肺俞、三阴交。

方法 患儿取适宜体位，术者站在患儿一旁，点燃艾条对准穴位，距离皮肤2～3厘米，进行熏烤，使得患儿局部有温热感而无灼痛感为宜。每次灸治10～15分钟，灸至患儿感觉舒服为宜，局部皮肤潮红为度。每日灸1次，10次为1个疗程。

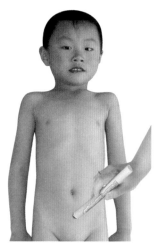

温和灸关元

百日咳

08

百日咳是由百日咳杆菌引起的小儿呼吸道传染病，具有较强的传染性。

临床表现

儿童和婴儿百日咳表现为阵发性屏气及发绀，易致窒息、惊厥。呼吸动作可停止在呼气期，心率先增快，继而减慢乃至停止。若不及时行人工呼吸、给氧等积极抢救，可窒息死亡。

恢复期：2~3周。阵发性痉咳减轻，次数减少，鸡鸣样吸气声消失，患儿精神、食欲逐渐恢复正常。如有并发症，此期可延长。

治疗方法

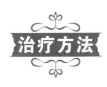
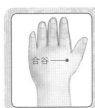
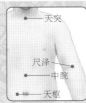
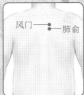
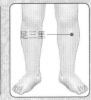

温和灸▶

选穴 肺俞、风门、尺泽、合谷、天突、中脘、天枢、足三里。

方法 每次选择2~3个穴位。患儿取适宜体位，术者站在患儿一旁，点燃艾条对准穴位，距离皮肤2~3厘米，进行熏烤，使得患儿局部有温热感而无灼痛感为宜。每次灸治15分钟，灸至患儿感觉舒服为宜，局部皮肤潮红为度。每日灸1次。

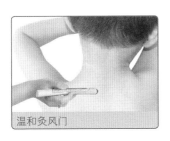

温和灸风门

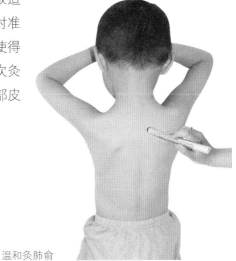

温和灸肺俞

小儿厌食症

09

小儿厌食症又称消化功能紊乱，是小儿容易罹患的病种，主要症状有呕吐、食欲缺乏、腹泻、便秘、腹胀、腹痛和便血等。

临床表现

起病缓慢，病程较长，一般在1个月以上，多见于1～6岁儿童，以城市小儿多见。症状以厌食为主，食欲减退或无食欲，食量减少，大便干结或稀薄，精神一般正常，重者出现拒食、面色萎黄、消瘦、疲乏等。

治疗方法

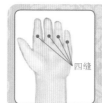
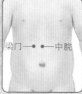
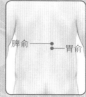
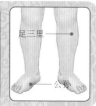

⊛ 温和灸 ▶

选穴 中脘、足三里、四缝、脾俞、胃俞。

方法 患儿取适宜体位，术者站在患儿一旁，点燃艾条对准穴位，距离皮肤2～3厘米，进行熏烤，使得患儿局部有温热感而无灼痛感为宜。每次灸治10～15分钟，灸至患儿感觉舒服为宜，局部皮肤潮红为度。每日灸1次，10次为1个疗程。

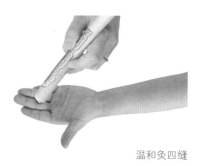

温和灸四缝

⊛ 回旋灸 ▶

选穴 脾俞、胃俞、中脘、梁门、足三里、公孙。

方法 点燃艾条，悬于施灸部位上方约3厘米高处。艾条在施灸部位上左右往返移动，或反复旋转进行灸治，使皮肤有温热感而不至于灼痛。一般每穴灸10～15分钟，移动范围在3厘米左右。

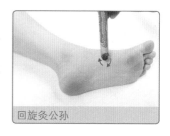

回旋灸公孙

小儿肺炎

小儿肺炎是小儿最常见的一种呼吸道疾病，多见于3岁以内的婴幼儿，发病原因主要是由于感受风寒，或风热之外邪；此外，在其他一些疾病过程中，若小儿正气虚弱，亦可并发或继发小儿肺炎。

临床表现

小儿肺炎主要表现为发热、咳嗽、喘，肺炎的发病可急可缓，一般多在上呼吸道感染数天后发现，最先见到的症状是发热或咳嗽，体温一般38～39℃，腺病毒性肺炎可持续高热1～2周。身体弱的小婴儿可不发热甚至体温低于正常。会有咳嗽、呛奶或奶汁从鼻中溢出。

罹患本病的小儿普遍都有食欲缺乏、精神差或烦闹睡眠不安等症状。重症患儿可出现鼻翼扇动、口周发青等呼吸困难的症状，甚至出现呼吸衰竭、心力衰竭。患儿还可出现呕吐、腹胀、腹泻等消化系统症状。

治疗方法

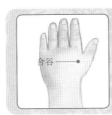
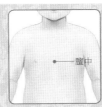
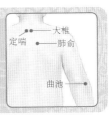

雀啄灸▶

选穴　大椎、肺俞、定喘、膻中、合谷、曲池。

方法　每次选择2～3个穴位。置点燃的艾条于穴位上约3厘米高处，艾条一起一落，忽近忽远上下移动，如雀啄食样。一般每穴灸5～10分钟，每日灸1次，3次为1个疗程。

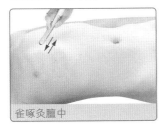

雀啄灸膻中

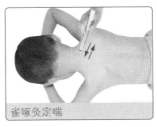

雀啄灸定喘

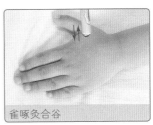

雀啄灸合谷

11 儿童多发性抽动症

儿童多发性抽动症又称抽动-秽语综合征、抽动障碍，其典型表现是不自主地挤眼、眨眼、撅嘴、皱眉、摇头、仰颈、提肩等；有的儿童还会出现说脏话、骂人甚至攻击别人或自残等现象。

临床表现

本病可表现为运动抽动和发声抽动。

运动抽动　常表现为眨眼、眼球转动、皱额、努嘴、缩鼻、挺胸、深吸气等，重者出现各种形态奇特的复杂性抽动，如冲动性地触摸东西、刺戳动作、跺脚、转动腰臀、蹲下跪地等。

发声抽动　一般表现为清嗓、咳嗽、吸鼻、叫声等，也可表现复杂性发声，如重复无意义的语音或脏话。

上述症状在注意力集中、放松或者情绪好时会比较轻一些，晚上入睡后完全消失，而紧张、生气、过度疲劳等又常加重病情。

本病症状复杂多变，容易误诊。

治疗方法

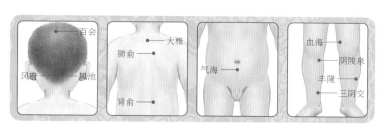

☸ 温和灸 ▶

选穴　风府、风池、百会、大椎、肺俞、肾俞、气海、血海、阴陵泉、三阴交、丰隆。

方法　每次取2~4个穴位。患儿取适宜体位，术者站在患儿一旁，点燃艾条对准穴位，距离皮肤2~3厘米，进行熏烤，使得患儿局部有温热感而无灼痛感为宜。每次灸治5~10分钟，灸至患儿感觉舒服为宜，局部皮肤潮红为度。每日灸1次，10次为1个疗程。

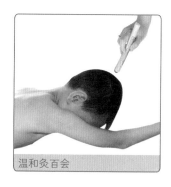

温和灸百会

第七章 艾灸美容瘦身疗法

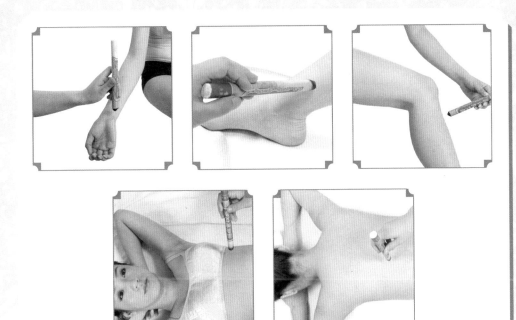

01 痤疮

痤疮是一种与内分泌异常雄激素相对较多造成皮脂代谢异常的有关毛囊、皮脂腺单位的慢性炎症病变，即"青春痘"。

小贴士

痤疮主要发于面部，也可能发于胸背部或肩部，偶尔也可能发生于其他部位。在最开始的时候患者都有黑头粉刺及油性皮脂溢出，还常有丘疹、结节、脓疱、脓肿、窦道或瘢痕。各种皮肤损害的大小、深浅不一，其中以一两种损害为主。

本病病程较长，多无自觉症状，如炎症明显，则可能引起疼痛和触痛，症状时而轻时而重，青春期后大多数患者均能自然痊愈或症状减轻。

治疗方法

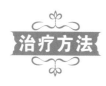
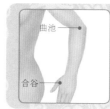
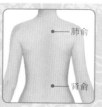
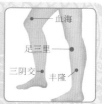

隔姜灸▶

选穴 曲池、合谷、血海、足三里、三阴交。

方法 将鲜生姜切成厚约0.3厘米的片，用针扎孔数个，置施灸穴位上，用大、中艾炷点燃放在姜片中心施灸。若患者有灼痛感可将姜片提起，使之离开皮肤片刻，旋即放下，再行灸治，反复进行，以局部皮肤潮红湿润为度。一般每穴每次施灸5～7壮，每日灸1～2次。

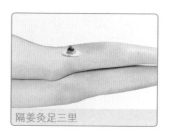
隔姜灸足三里

雀啄灸▶

选穴 肺俞、肾俞、曲池、合谷、血海、足三里、丰隆、三阴交。

方法 置点燃的艾条于穴位上约3厘米高处，艾条一起一落，忽近忽远上下移动，如鸟雀啄食样。一般每穴灸5分钟。此法热感较强，防止烧伤皮肤。

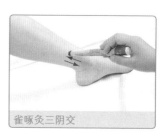
雀啄灸三阴交

02 斑秃

斑秃俗称鬼剃头，是一种骤然发生的局限性斑片状的脱发性毛发病。病变处头皮正常，无炎症及自觉症状。假如整个头皮的毛发脱落称为全秃；若全身所有毛发均脱落称普秃。

小贴士

斑秃是以头发突然出现圆形、椭圆形脱发为特征。斑秃多发于头部，但也可发于人体其他部位。

斑秃初期为独立、局限性脱发，直径 1 ~ 2 厘米或更大，边缘清晰。随着病情的发展，皮损逐渐增大，数目逐渐增多，相邻的皮损区可相互融合，形成大小不一的斑片。病情继续发展，皮损可累及全头，以至头发全部脱落。此时，头皮仍可保持正常外观，为全秃。严重者，除了头发脱落，全身的各处毛发都脱落，称为普秃。

治疗方法

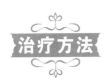
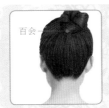
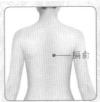
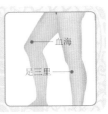

⊛ 温和灸▶

选穴　阿是穴、百会、血海、膈俞、足三里。

方法　患者取适宜体位，术者立于患者身侧，将艾条的一端点燃，对准应灸的腧穴部位，距离皮肤 2 ~ 3 厘米，进行熏烤，使患者局部有温热感而无灼痛为宜。

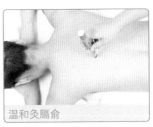

温和灸膈俞

每穴灸15~20分钟,灸至以患者感觉舒适为宜,局部皮肤潮红为度。每日灸1~2次。

⊛ 回旋灸▶

选穴　阿是穴（脱发局部）。

方法　点燃艾条，悬于施灸部位上方约3厘米高处。艾条在施灸部位上左右往返移动，或反复旋转进行灸治，使皮肤有温热感而不至于灼痛。一般每穴灸10~15分钟，移动范围在3厘米左右。

03 黄褐斑

黄褐斑亦称肝斑、蝴蝶斑，是一种常见的发生于颜面部的局限性淡褐色到深褐色的色素沉着性皮肤病。多见于中青年妇女。一般认为与内分泌激素代谢异常有关。

小贴士

黄褐斑的皮损为淡褐色或黄褐色斑，边界较清，形状不规则，对称分布于眼眶附近、额部、眉弓、鼻部、两颊、唇及口周等处，无自觉症状及全身不适。

治疗方法

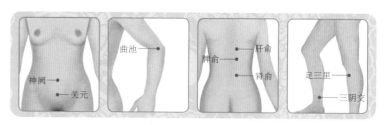

雀啄灸 ▶

选穴 曲池、三阴交、肝俞、肾俞、脾俞、神阙、关元。

方法 置点燃的艾条于穴位上约3厘米高处，艾条一起一落，忽近忽远上下移动，如鸟雀啄食样。一般每穴灸5分钟。每次取穴3～4处，每穴灸10～15分钟，每日1次。

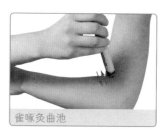

雀啄灸曲池

无瘢痕灸 ▶

选穴 阿是穴（黄褐斑区）、神阙、足三里。

方法 在穴位上先涂抹凡士林，让艾炷黏附，然后将麦粒大的艾炷放在穴位上，点燃，至艾炷燃烧近皮肤，患者有温热或者轻微灼热感时，就将未燃尽的艾炷移去或者压灭，施第2壮。若需减轻灸穴疼痛，可在该穴周围轻轻拍打，以减轻痛感。若灸处皮肤呈黄褐色，可涂一点冰片油以防止起泡。每日1次。

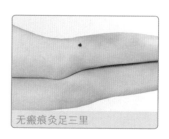

无瘢痕灸足三里

04 雀斑

雀斑是一种色素障碍性疾病，为褐色或深褐色小斑点，呈群集或分散状，好发于面部、颈部等暴露部位，也可发于胸、背部。

小贴士

雀斑呈点状或圆形、卵圆形，或呈各种不规则的形态；分布在颜面部，尤其是鼻与两颊周围最为常见，大小如同针尖至米粒大，直径一般在2毫米以下，呈淡褐色至深褐色不等；分布数量少者几十个，多者成百个，多数呈密集分布，但互不融合，孤立地布散在面部周围，严重者也可见于手背、颈、耳前后、耳腔、肩臂等躯体暴露的部位，多数呈对称性。

治疗方法

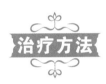
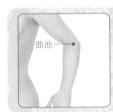
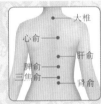
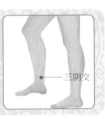

◎ 回旋灸 ▶

选穴　雀斑局部、大椎、曲池、三阴交。

方法　点燃艾条，悬于施灸部位上方约3厘米高处，艾条在施灸部位上左右往返移动，或反复旋转进行灸治，使皮肤有温热感而不至于灼痛。一般每穴灸10～15分钟，移动范围在3厘米左右。

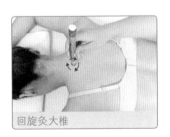
回旋灸大椎

◎ 温和灸 ▶

选穴　肝俞、心俞、肾俞、脾俞、三焦俞。

方法　患者取适宜体位，术者站在患者一旁，点燃艾条对准穴位，距离皮肤2～3厘米，进行熏烤，使得患者局部有温热感而无灼痛感为宜。每次灸治30分钟，灸至患者感觉舒服为宜，局部皮肤潮红为度。每日1次，坚持3个月以上。

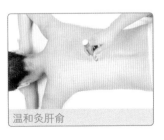
温和灸肝俞

05 面部虚胖

面部虚胖即水肿。水肿经常发生于早上，因为经过一整夜平卧后，身体的水分容易流向面部而形成。

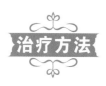

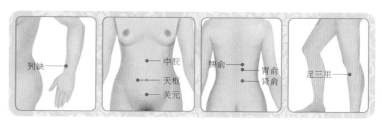

列缺—

—中脘
—天枢
—关元

脾俞—　—胃俞
　　　—肾俞

足三里—

◎温和灸▶

选穴　足三里、天枢、中脘、关元、脾俞、肾俞、胃俞、列缺。

方法　患者取适宜体位，术者站在患者一旁，点燃艾条对准穴位，距离皮肤2～3厘米，进行熏烤，使得患者局部有温热感而无灼痛感为宜。每次灸治10～15分钟，灸至患者感觉舒服为宜，局部皮肤潮红为度。每日灸1次，3次为1个疗程。

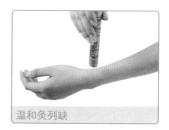
温和灸列缺

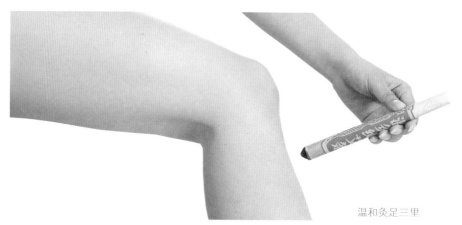
温和灸足三里

减肥

肥胖症是由于能量摄入长期超过人体消耗，使体内脂肪过度积聚、体重超过一定范围的一种营养障碍性疾病。

小贴士

实测体重超过标准体重20%以上，并且脂肪百分率超过30%者称为肥胖。实测体重超过标准体重，但＜20%者称为超重。肥胖症多指单纯性肥胖，即除外内分泌-代谢病为病因者。

治疗方法

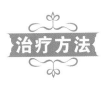
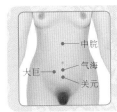

中脘
气海
大巨
关元

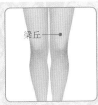

梁丘

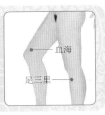

血海
足三里

❀ 温和灸 ▶

选穴 中脘、关元。

方法 患者取适宜体位，术者站在患者一旁，点燃艾条对准穴位，距离皮肤2～3厘米，进行熏烤，使得患者局部有温热感而无灼痛感为宜。每次灸治30分钟，灸至患者感觉舒服为宜，局部皮肤潮红为度。每日1次，坚持3个月以上。

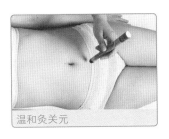

温和灸关元

❀ 回旋灸 ▶

选穴 大巨、血海、气海、关元、梁丘、足三里。

方法 点燃艾条，悬于施灸部位上方约3厘米高处。艾条在施灸部位上左右往返移动，或反复旋转进行灸治，使皮肤有温热感而不至于灼痛。每次每个穴位施灸10～15分钟，每日灸治1次。

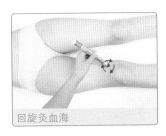

回旋灸血海

丰胸

胸部丰满健美是女性美丽的一个重要条件，丰胸是女性为了提升个人魅力而进行的一种运动，主要依靠外力手法，对胸部的形状进行塑造。

小贴士

很多的整形专家认为，最佳胸部应该丰满、匀称，柔韧而富有弹性；两侧乳房大小、形状、位置均对称一致，两乳间距离大于20厘米；乳房基底面直径在10~12厘米，从基底面至乳头的高度为5~6厘米；乳房挺拔，环差为17~20厘米；两个乳头与胸骨切迹成一个等边三角形。

治疗方法

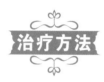
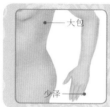
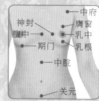
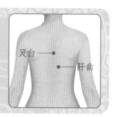

◎ 温和灸▶

选穴 关元、肝俞、膺窗。

方法 患者取适宜体位，术者站在患者一旁，点燃艾条对准穴位，距离皮肤2~3厘米，进行熏烤，使得患者局部有温热感而无灼痛感为宜。每次灸治15~30分钟，灸至患者感觉舒服为宜，局部皮肤潮红为度。每日灸1次，10次为1个疗程。

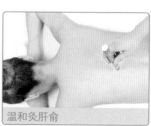
温和灸肝俞

◎ 回旋灸▶

选穴 中府、中脘、灵台、膻中、乳根、大包、期门、神封、少泽、乳中。

方法 每次选择2~3个穴位。点燃艾条，悬于施

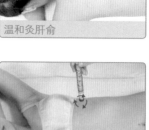
回旋灸期门

灸部位上方约3厘米处。艾条在施灸部位上左右往返移动或反复旋转进行灸治，使皮肤有温热感而不至于灼痛。每次每个穴位10~15分钟，每日灸治1次。

08 抗衰老

衰老，乃是指机体各器官功能普遍的、逐渐降低的过程。

小贴士

衰老是生物随着时间推移发生的自然过程，表现为结构和功能衰退，适应性和抵抗力减退。

人总是抵挡不了时间的推移，在我们进入25岁的时候，皮肤就开始进入衰老，皱纹、色斑、皮肤松弛等现象逐渐出现，这个时候，抗衰老的过程开始展开。

治疗方法

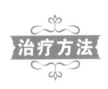
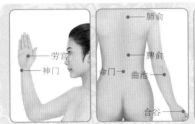
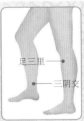
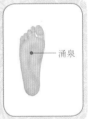

温和灸▶

选穴 肺俞、脾俞、三阴交、曲池、合谷。

方法 患者取适宜体位，术者站在患者一旁，点燃艾条对准穴位，距离皮肤2~3厘米，进行熏烤，使得患者局部有温热感而无灼痛感为宜。每次灸治15~30分钟，灸至患者感觉舒服为宜，局部皮肤潮红为度。每日灸1次，10次为1个疗程。

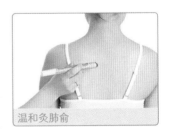
温和灸肺俞

回旋灸▶

选穴 涌泉、劳宫、三阴交、神门、命门、足三里。

方法 每次选择2~3个穴位。点燃艾条，悬于施灸部位上方约3厘米高处。艾条在施灸部位上左右往返移动，或反复旋转进行灸治，使皮肤有温热感而不至于灼痛。每次每个穴位施灸10~15分钟，每日灸治1次。

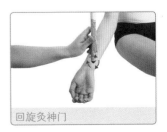
回旋灸神门

09 祛除眼袋

眼袋就是下眼睑水肿，因为眼睑部位的皮肤较为薄弱，皮下组织薄而松弛，容易发生水肿现象，所以容易产生眼袋。

小贴士

男女都可有眼袋，它是人体开始衰老的早期表现，眼袋不仅影响容貌，严重的还会出现下睑外翻、下睑缘内翻倒睫等并发症。

治疗方法

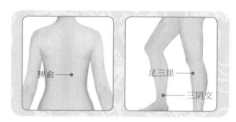

温和灸▶

选穴　脾俞、足三里、三阴交。

方法　患者取适宜体位，术者站在患者一旁，点燃艾条对准穴位，距离皮肤2～3厘米，进行熏烤，使得患者局部有温热感而无灼痛感为宜。每次灸治15～30分钟，灸至患者感觉舒服为宜，局部皮肤潮红为度。每日灸1次，10次为1个疗程。

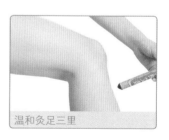

温和灸足三里

温和灸脾俞

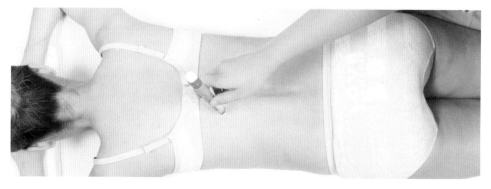

祛除黑眼圈

黑眼圈是因为眼睛周围皮肤里的毛细血管血液受到阻碍，以及皮下有黑色素沉淀而形成的。越是上了年纪的人，眼眶下的皮下脂肪变得愈薄，所以黑眼圈就更明显。

小贴士

黑眼圈可以分为三类。

① 青色黑眼圈：因血液循环不畅导致眼周肌肤泛青，是最为常见的黑眼圈类型。

② 黑色黑眼圈：因眼水肿及眼袋松弛在脸上形成阴影，属于松弛型黑眼圈。

③ 咖啡色黑眼圈：眼周色素沉着或肌肤黯沉导致的色素型黑眼圈。

治疗方法

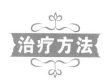
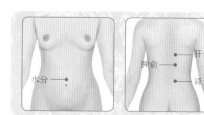
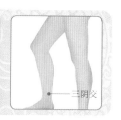

温和灸 ▶

选穴 水分、三阴交、肝俞、脾俞、肾俞。

方法 患者取适宜体位，术者站在患者一旁，点燃艾条对准穴位，距离皮肤2~3厘米，进行熏烤，使得患者局部有温热感而无灼痛感为宜。每次灸治15~30分钟，灸至患者感觉舒服为宜，局部皮肤潮红为度。每日灸1次，10次为1个疗程。

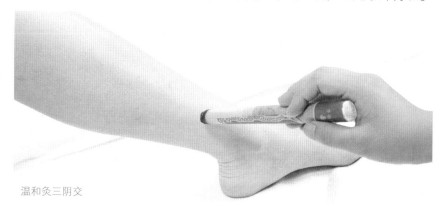

温和灸三阴交

脱发

掉发是一种正常的生理现象，一年四季都会发生，但有一些掉发不正常，就是我们所说的脱发。

小贴士

脱发的原因较多，常见的是脂溢性脱发，脂溢性脱发多发生于前头及颅顶部，表现为毛发均匀性稀疏，常有脱屑和不同程度的瘙痒。

治疗方法

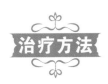
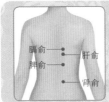
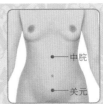
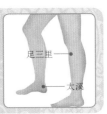

◉ 温和灸 ▶

选穴　足三里、太溪、关元、中脘、脾俞、肾俞、肝俞、膈俞。

方法　每次选用2～4个穴位。患者取适宜体位，术者站在患者一旁，点燃艾条对准穴位，距离皮肤2～3厘米，进行熏烤，使得患者局部有温热感而无灼痛感为宜。每次灸治10～15分钟，灸至患者感觉舒服为宜，局部皮肤潮红为度。每日灸1次，3次为1个疗程。

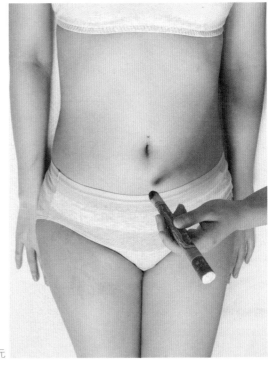

温和灸关元

12 发际疮

发际疮是发生于项后发际的毛囊及毛囊周围的慢性化脓性皮肤病。本病西医称之为枕骨下硬结性毛囊炎。

小贴士

发际疮初起项后发际处起丘疹，形如黍粟，或如豆粒，色红坚实，其顶有脓点，痒痛皆有，要经过数日，白色脓头干涸结成黄色脓痂或搔破流津水或脓液，结痂后痂脱而愈。

自觉瘙痒、灼热，可有发热不适等全身症状，初起时为一个或多个皮损，逐渐增多，时破时敛，或此愈彼起，反复发作，日久难愈。如脓液向深处或周围发展，就会演变成疖病。

治疗方法

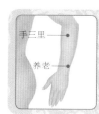
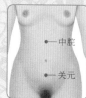
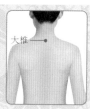
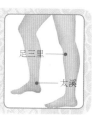

❀ 无瘢痕灸▶

选穴 手三里、阿是穴、养老、大椎、太溪、关元、中脘、足三里。

方法 用米粒大艾炷点燃灸之，连续施灸，至有热感者，没有热感者灸至有灼热感。早晚各灸1次，连灸3天，患病处不灸。

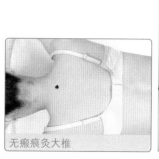

无瘢痕灸大椎

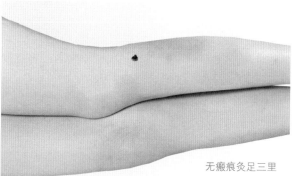

无瘢痕灸足三里

增肥

一些瘦弱的人因为患有胃肠疾病，如何进食也无法增肥。

小贴士

　　如今，减肥已经是一个热门话题，肥胖者需要减轻体重，但过度消瘦也应该引起我们的重视。若你的体重低于标准体重[标准体重＝（身高厘米－100）×0.9]就可以视为消瘦，消瘦带给我们的危害不容忽视。

　　对瘦弱者来说，增肥是很有必要的。增肥不只是适当增加机体的皮下脂肪，主要在于使肌肉和体魄更加强健。那就是不仅要纠正"瘦"，而且要纠正"弱"。

治疗方法

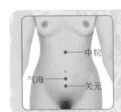
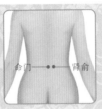
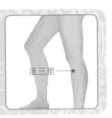

🌸 隔姜灸▶

　　选穴　足三里、中脘、关元、气海、命门、肾俞。

　　方法　每次选用3~4个穴位。患者取适宜体位，术者站在患者一旁，点燃艾条对准穴位，距离皮肤2~3厘米，进行熏烤，使得患者局部有温热感而无灼痛感为宜。每次灸治15~20分钟，灸至患者感觉舒服为宜，局部皮肤潮红为度。每日灸1次，30天为1个疗程，疗程间隔为3~7天，灸治3~6个月。

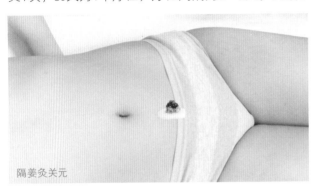

隔姜灸关元

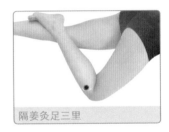

隔姜灸足三里

第八章 艾灸保健疗法

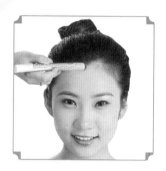
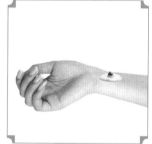
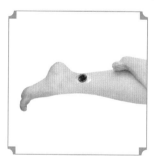
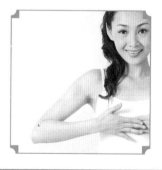
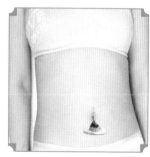

养肺利湿

01

"春夏养阳，秋冬养阴"。中医认为，秋应对的脏器是肺，所以此时要防燥邪之气侵犯人体而耗伤肺之阴精，饮食上以滋阴润燥为宜。还要多饮水，减少节气造成的干燥之气。

小贴士

秋燥之气最容易伤肺，因为肺脏直接与大气相通，且与皮肤和大肠有密切的关系。冷空气到来后，最容易刺激呼吸系统，加上抵抗力减弱，就给病原微生物以可乘之机，极易使人伤风感冒。扁桃体炎、气管炎、鼻炎和肺炎，在老人与儿童中尤其好发。因此，中医认为，秋季养生，重在养肺。

治疗方法

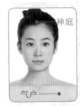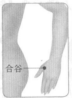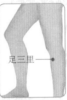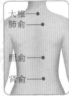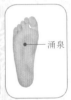

◉ 温和灸 ▶

选穴 肺俞、肾俞、胆俞、气户、神庭。

方法 患者取适宜体位，术者站在患者一旁，点燃艾条对准穴位，距离皮肤2～3厘米，进行熏烤，使得患者局部有温热感而无灼痛感为宜。每次灸治10～15分钟，灸至患者感觉舒服为宜，局部皮肤潮红为度。

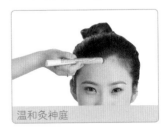
温和灸神庭

◉ 隔姜灸 ▶

选穴 足三里、合谷、涌泉、大椎。

方法 将鲜姜切成厚3毫米的片，然后用针扎孔若干，放在要施灸的穴位上，将艾炷点燃放在生姜片的中心进行施灸。如果患者有灼痛感，可将姜片提起稍后再进行，如此反复进行，以局部出现潮红为度。每穴每次灸2～4壮，艾炷如黄豆大小。每日灸治1次。

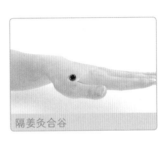
隔姜灸合谷

02 调理脾胃

中医常以"脾胃"来概括消化系统，中医的脾胃病，常见于现代医学的消化系统疾病，尤其是胃肠道疾病。

小贴士

人出生以后有赖于脾胃功能的健全，食物才能消化、吸收，运送全身，才能保证发育于能量的需要。因此，脾胃的强弱，直接关系到人体生命的盛衰。脾胃功能好，则人体营养充足，气血旺盛，体格健壮；脾胃虚弱，则受纳运输水谷失职，人体所需营养不足，以致身体羸弱，疾病丛生，影响健康和长寿。

治疗方法

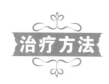
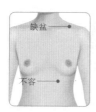
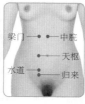
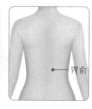
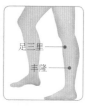

隔姜灸▶

选穴 中脘、足三里、胃俞、不容、梁门。

方法 将鲜姜切成厚3毫米的片，然后用针扎孔若干，放在要施灸的穴位上，将艾炷点燃放在生姜片的中心进行施灸。如果患者有灼痛感，可将姜片提起稍后再进行灸治，如此反复进行，以局部出现潮红为度。每穴每次灸2～4壮，艾炷如黄豆大小，每日灸治1次。

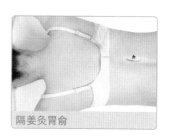

隔姜灸胃俞

温和灸▶

选穴 足三里、丰隆、缺盆、天枢、水道、归来。

方法 患者取适宜体位，术者站在患者一旁，点燃艾条对准穴位，距离皮肤2～3厘米，进行熏烤，使得患者局部有温热感而无灼痛感为宜。每次灸治

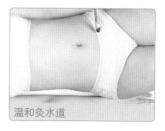

温和灸水道

10～15分钟，灸至患者感觉舒服为宜，局部皮肤潮红为度。每日灸1次。

03 阳虚

阳虚是指人体内阳气不足，一般被分为脾阳虚和肾阳虚，大多表现为畏寒肢冷、体温偏低、手足发凉，或腰背怕冷，或腰以下有冷感。

小贴士

阳虚常见症状为形寒肢冷，腰膝冷痛，尿清便溏或下利清谷，倦怠乏力，面色白，或小便不利，阳痿早泄，脉弱无力等。

治疗方法

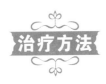

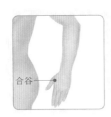

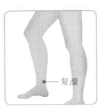

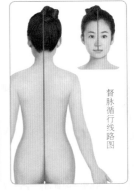

督脉循行线路图

隔姜灸▶

选穴 合谷、复溜、督脉。

方法 隔姜灸合谷、复溜，每次15分钟，每周3～4次。隔姜灸督脉，将鲜姜切成厚3毫米的片，然后用针扎孔若干，沿着督脉从颈部贴到臀部，将艾炷点燃放在生姜片的中心进行施灸。

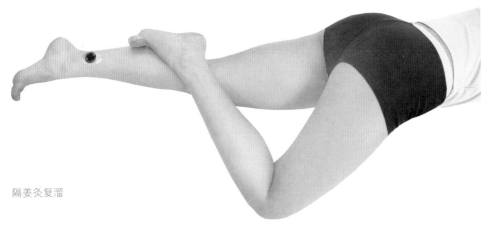

隔姜灸复溜

补肾虚

04

传统中医理论认为肾为"先天之本"、"生命之源"。而肾虚是肾脏精气阴阳不足所产生的诸如精神疲乏、头晕耳鸣、健忘脱发、腰脊酸痛、遗精阳痿、男子不育、女子不孕、更年期综合征等多种病症的一个综合概念。

小贴士

目前中医将肾虚主要分为肾阴虚和肾阳虚。

肾阳虚　症状为腰酸、四肢发冷、畏寒，甚至还有水肿，也就是说表现为"寒"的症状，性功能不好也会导致肾阳虚。

肾阴虚　症状为"热"，主要有腰酸、燥热、盗汗、虚汗、头晕、耳鸣等。

治疗方法

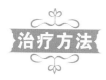
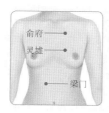
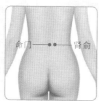
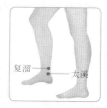

◎温和灸▶

选穴　命门、肾俞、太溪、复溜、俞府、灵墟、梁门。

方法　每次选用2~4个穴位。患者取适宜体位，术者站在患者一旁，点燃艾条对准穴位，距离皮肤2~3厘米，进行熏烤，使得患者局部有温热感而无灼痛感为宜。每次灸治10~15分钟，灸至患者感觉舒服为宜，局部皮肤潮红为度。每日灸1次。

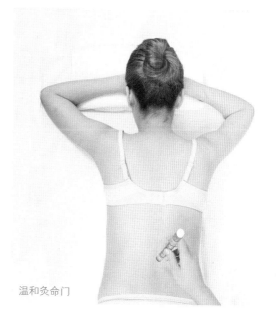

温和灸命门

05 调理胃部

多数人可能认为自己的胃只有一点点小毛病，甚至是完全健康的，根本不用多考虑。实际上，现代人由于快节奏的生活以及强大的工作压力，大部分的人胃都处于亚健康状态。

小贴士

胃肠病乃常见病，总发病率约占人口的20%。年龄越大，发病率越高，特别是50岁以上的中老年人更为多见，男性高于女性，长期反复发作易转化为癌肿。

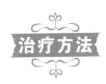

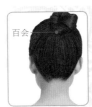
百会

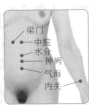
梁门
中脘
水分
神阙
气海
内关

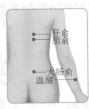
肝俞
胆俞
大肠俞
温溜

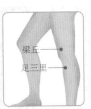
梁丘
足三里

◎温和灸▶

选穴 神阙、中脘、气海、百会、足三里、肝俞、胆俞。

方法 每次选2~4个穴位。患者取适宜体位，术者站在患者一旁，点燃艾条对准穴位，距皮肤2~3厘米，进行熏烤，以局部有温热感而无灼痛感为宜。每次灸治10~15分钟，灸至患者感觉舒服为宜，局部皮肤潮红为度。每日灸1次。

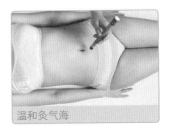
温和灸气海

◎隔姜灸▶

选穴 中脘、梁门、水分、大肠俞、温溜、内关、梁丘、足三里。

方法 将鲜姜切成厚3毫米的片，用针扎孔若干，放在要施灸的穴位上，将艾炷点燃放在生姜片的中心进行施灸。如果患者有灼痛感，可将姜片提起稍后再进行灸治，如此反复进行，以局部出现潮红为度。每次选用1~3个穴位，每穴每次灸治3~10壮，每日或隔日1次，10次为1个疗程，疗程间可间隔1周。

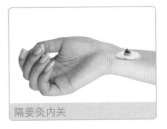
隔姜灸内关

06 提高免疫力

免疫力是人体的自我防御机制，是人体识别和消灭外来病菌，处理衰老、损伤、死亡、变性的自身细胞以及识别和处理体内突变细胞和病毒感染细胞的能力。

小贴士

当人体免疫力缺乏时，具体表现为以下几个方面。

经常感到疲劳 工作提不起精神，稍微做些事情就感觉疲惫，去医院检查也无具体器质性病变，休息过后又觉得疲惫。

感冒不断 感冒不断，天气稍冷或者温度变化，就会感冒。

伤口容易感染 伤口被划破后，伤口就会红肿，甚至流脓，伤口愈合时间长。

胃肠较弱 胃肠较弱，易消化不良。

治疗方法

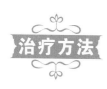
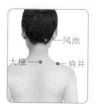
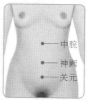
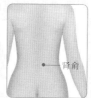
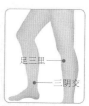

◎ 温和灸 ▶

选穴 关元、中脘、神阙、肾俞、风池、大椎、肩井、足三里、三阴交。

方法 患者取适宜体位，术者站在患者一旁，点燃艾条对准穴位，距离皮肤2~3厘米，进行熏烤，使得患者局部有温热感而无灼痛感为宜。每次每穴灸治10~15分钟，灸至患者感觉舒服为宜，局部皮肤潮红为度。

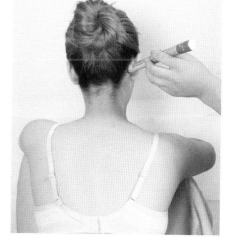

温和灸风池

07 办公室综合征

办公室一族因为久坐，头部处于前屈位，使颈部血管受压，特别是椎动脉受压后而发生缺血、缺氧或动脉壁上的交感神经引起血管痉挛，导致大脑供血不足，出现头痛、头晕、耳鸣、听力下降或记忆力减退，并因椎动脉周围有大量交感神经节后纤维可出现心慌、心悸、心律失常、胃肠功能减退等表现，这是颈性眩晕也称椎动脉压迫综合征的典型症状，也是办公室职业病中最为常见的综合征。

小贴士

办公室综合征主要表现为头晕、头痛、目眩、乏力、心情焦躁，甚则恶心、呕吐、食欲缺乏、眼发红、喉头干燥。一些人还有类似的上呼吸道感染症状，一些表现为皮肤过敏现象，有的还出现血液系统和神经系统的症状。

治疗方法

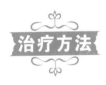
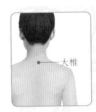 大椎 中脘 关元
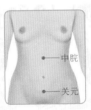 足三里
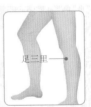
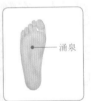 涌泉

◎ 温和灸 ▶

选穴 关元、中脘、大椎、足三里、涌泉。

方法 患者取适宜体位，术者站在患者一旁，点燃艾条对准穴位，距离皮肤2~3厘米，进行熏烤，使得患者局部有温热感而无灼痛感为宜。每次灸治10~15分钟，灸至患者感觉舒服为宜，局部皮肤潮红为度，每周1~2次。也可隔姜灸大椎。

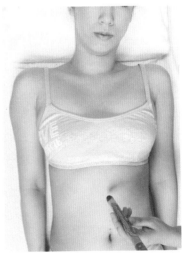
温和灸中脘

养生保健

养生，就是指通过各种方法颐养生命、增强体质、预防疾病，从而达到延年益寿的一种医事活动。

小贴士

养生适合各个年龄段，是以传统中医理论为指导，遵循阴阳五行生化收藏之变化规律，对人体进行科学调养，保持生命健康活力。

说到具体的养生方法，与个人体质息息相关，同时也与季节有关，尤其是中医中所讲的"四季养生法"，即根据每个季节不同的天气特点以及对人体的营养进行对应保健。另外，食物、睡眠、运动等也是重要的养生注意事项。

治疗方法

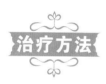
气海
关元
内关

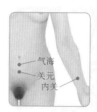
肾俞

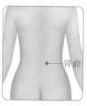
足三里
三阴交

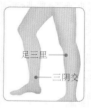
涌泉

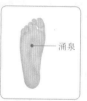

◉ 温和灸 ▸

选穴　关元、气海、涌泉、足三里、三阴交。

方法　患者取适宜体位，术者站在患者一旁，点燃艾条对准穴位，距离皮肤2～3厘米，进行熏烤，使得患者局部有温热感而无灼痛感为宜。每次每穴灸治10～15分钟，灸至患者感觉舒服为宜，局部皮肤潮红为度。每周1～2次。

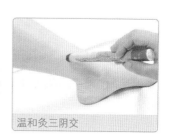
温和灸三阴交

◉ 回旋灸 ▸

选穴　关元、足三里、内关、肾俞、气海。

方法　点燃艾条，悬于施灸部位上方约3厘米高处。艾条在施灸部位上左右往返移动，或反复旋转进行灸治，使皮肤有温热感而不至于灼痛。每次每个穴位施灸10～15分钟，每日灸治1次。

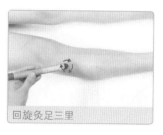
回旋灸足三里

09 健脑益智

大脑主要包括左、右大脑半球，是中枢神经系统的最高级部分。人类的大脑是在长期进化过程中发展起来的思维和意识器官。

小贴士

中医认为，"脑为元神之府"。脑是精髓和神明高度汇聚之处，人之视觉、听觉、嗅觉、感觉、思维记忆力等，都是由于脑的作用。这说明，脑为人体极为重要的器官。我们说养生，一般都要先健脑，想要防止脑功能衰退，最好的办法就是勤于用脑。而懒于用脑者，久而久之就会出现脑功能衰退。

治疗方法

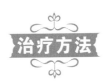
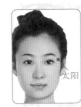
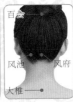
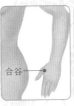
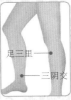
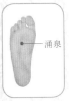

❀ 无瘢痕灸▶

选穴 百会、太阳、风池、风府、大椎、合谷、足三里。

方法 在穴位上先涂抹凡士林，让艾炷黏附，然后将麦粒大的艾炷放在穴位上，点燃，至艾炷燃烧近皮肤，患者有温热或者轻微灼热感时，就将未燃尽的艾炷移去或者压灭，施第2壮。每次选择2~3穴，每穴2~3壮，隔日或者3日1次，谨防烫伤或者烧着头发，此法需要专业医师操作。

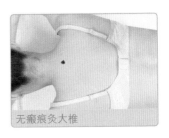
无瘢痕灸大椎

❀ 回旋灸▶

选穴 涌泉、三阴交、风池。

方法 点燃艾条，悬于施灸部位上方约3厘米高处。艾条在施灸部位上左右往返移动，或反复旋转进行灸治，使皮肤有温热感而不至于灼痛。每次每个穴位施灸10~15分钟，每日灸治1次。

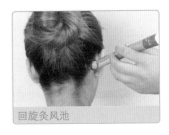
回旋灸风池

养心安神

心居于胸腔，横膈膜之上，有心包卫护于外。心为神之主，脉之宗，起着主宰生命活动的作用，故《素问·灵兰秘典论》称之为"君主之官"。

小贴士

心的生理功能起着主宰作用。其中，心脏的搏动，中医学理论认为主要依赖于心气，心气旺盛，才能维持血液在脉内正常运行，周流不息，营养全身。心气不足，可引起心血管系统的诸多病变。主要症状为心悸易惊、健忘失眠、精神恍惚、多梦遗精、口舌生疮、大便燥结、舌红少苔、脉细数等。

治疗方法

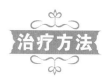
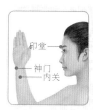
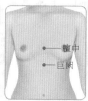
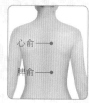
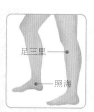

❀ 温和灸 ▶

选穴 内关、心俞、神门、足三里、膻中、巨阙。

方法 患者取适宜体位，术者站在患者一旁，点燃艾条对准穴位，距离皮肤2～3厘米，进行熏烤，使得患者局部有温热感而无灼痛感为宜。每次每穴灸治10～15分钟，灸至患者感觉舒服为宜，局部皮肤潮红为度。每周1～2次。

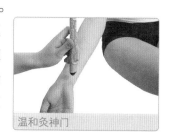
温和灸神门

❀ 回旋灸 ▶

选穴 内关、心俞、脾俞、照海、印堂。

方法 点燃艾条，悬于施灸部位上方约3厘米高处。艾条在施灸部位上左右往返移动，或反复旋转进行灸治，使皮肤有温热感而不至于灼痛。每次每个穴位施灸10～15分钟，每日灸治1次。

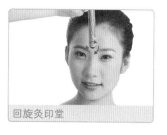
回旋灸印堂

11 明目

明目，是指增强或改善视力，防治眼疾的保健概念。眼睛是视觉器官，人们常说："要像爱护自己的生命一样，爱护自己的眼睛。"可见眼睛的保健是十分重要的。

小贴士

眼睛黑白分明、视物清晰、灵活而有神采有赖于肝血肾精的滋养，如果精血虚不能上养于目，就会造成双目干涩、视物不清；肝火上炎也会导致目赤肿痛、眼生翳膜等症状。

治疗方法

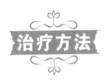
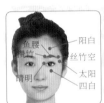
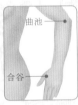
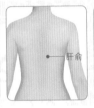

◎ 无瘢痕灸 ▶

选穴 光明、曲池、肝俞、合谷、太阳、阳白、四白。

方法 在穴位上先涂抹凡士林，让艾炷黏附，然后将麦粒大的艾炷放在穴位上，点燃，至艾炷燃烧近皮肤，患者有温热或者轻微灼热感时，就将未燃尽的艾炷移去或者压灭，施第2壮。每次选择2~3穴，每穴灸治10分钟，每周1~2次。

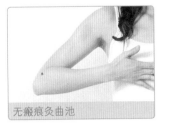
无瘢痕灸曲池

◎ 温和灸 ▶

选穴 睛明、攒竹、鱼腰、四白、丝竹空。

方法 患者取适宜体位，术者站在患者一旁，点燃艾条对准穴位，距离皮肤2~3厘米，进行熏烤，使得患者局部有温热感而无灼痛感为宜。每次每穴灸治10~15分钟，灸至患者感觉舒服为宜，局部皮肤潮红为度，每周1~2次。

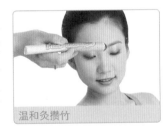
温和灸攒竹

安眠

归经:经外奇穴。

位置:风池(项后枕骨下两侧,胸锁乳突肌与斜方肌之间凹陷中)和翳风(乳突前下方,平耳垂后下缘的凹陷中)连线的中点。

功能:镇静安神。

主治:失眠、眩晕、头痛、心悸、癫狂烦躁。

白环俞

归经:足太阳膀胱经。

位置:第4骶椎棘突下,旁开1.5寸。

功能:清热利湿,疏调下焦。

主治:坐骨神经痛、腰骶痛、子宫内膜炎、盆腔炎、肛门疾患等。

百会

归经:督脉。

位置:后发际正中直上7寸,头顶正中,或两耳尖连线的中点处。

功能:健脑宁神,升阳举陷。

主治:头痛、眩晕、昏厥、中风失语、痫证、脱肛。

承浆

归经:任脉。

位置:颏唇沟的中点。

功能:清热散风,安神定志。

主治:口眼㖞斜、牙痛、齿龈肿痛、暴喑。

承泣

归经:足阳明胃经。

位置:目正视,瞳孔直下0.7寸,当眶下缘与眼球之间。

功能:疏风活络,开窍明目。

主治:眼病、目赤肿痛、迎风流泪、口眼㖞斜、头痛、眩晕。

承山

归经:足太阳膀胱经。

位置:腓肠肌肌腹之间凹陷的顶端。

功能:舒筋和血,和肠疗痔。

主治:腰腿痛、腓肠肌痉挛、痔疾便秘、疝气、脚气。

尺泽

归经:手太阴肺经。

位置:肘横纹上,肱二头肌腱桡侧凹陷处。

功能:清泄肺热,利咽止痛。

主治:肘臂挛痛、咳嗽、胸胁胀满、咽喉痛。

次髎

归经:足太阳膀胱经。

位置：在第2骶后孔中。

功能：强健腰脊，调经止带。

主治：腰脊痛、坐骨神经痛、子宫内膜炎、月经不调、遗精、阳痿、睾丸炎等。

攒竹

归经：足太阳膀胱经。

位置：眉头凹陷中，眶上切迹处。

功能：清热散风，通经明目。

主治：头痛、失眠、眉棱骨痛、目赤、口眼喎斜。

大肠俞

归经：足太阳膀胱经。

位置：第4腰椎棘突下，旁开1.5寸。

功能：疏调大小肠，理气化滞。

主治：腰腿痛、腰肌劳损、腹痛、腹胀、泄泻、痢疾、便秘、痔漏等。

大敦

归经：足厥阴肝经。

位置：踇大趾末节外侧，趾甲角旁约0.1寸。

功能：疏肝理气，回阳救逆。

主治：疝气、遗尿、经闭、崩漏、癫痫。

大杼

归经：足太阳膀胱经。

位置：第1胸椎棘突下，旁开1.5寸。

功能：祛风解表，和血舒筋。

主治：发热、咳嗽、项强、肩胛酸痛等。

大椎

归经：督脉。

位置：在后正中线上，第7颈椎棘突下凹陷中，低头时明显。

功能：益气养血，清热宁心。

主治：发热、感冒、咳嗽、气喘、落枕、小儿惊风等。

胆囊

归经：经外奇穴。

位置：阳陵泉直下1～2寸间压痛最明显处。

功能：疏肝利胆，清热利湿。

主治：急慢性胆囊炎、胆石症、胆道蛔虫症、胆绞痛、胁痛、下肢痿痹。

胆俞

归经：足太阳膀胱经。

位置：第10胸椎棘突下，旁开1.5寸。

功能：清泄湿热，健运中阳。

主治：胁肋痛、口苦、黄疸、胸满、肺结核等。

地仓

归经：足阳明胃经。

位置：平口角旁0.4寸。

功能：祛风活络，扶正镇痛。

主治：流涎、口眼喎斜、牙痛、

颊肿。

地机

归经:足太阴脾经。

位置:阴陵泉直下3寸。

功能:和脾理血,调燮胞宫。

主治:腹痛、泄泻、水肿、小便不利、遗精。

定喘

归经:经外奇穴。

位置:大椎旁开0.5寸处。

功能:理气宣肺,止咳定喘。

主治:哮喘、咳嗽、落枕、瘾疹。

督俞

归经:足太阳膀胱经。

位置:第6胸椎棘突下,旁开1.5寸。

功能:理气活血,疏通心脉。

主治:心脏病、腹痛、肠鸣、膈肌痉挛、脱发、皮肤病、乳腺炎等。

耳门

归经:手少阳三焦经。

位置:耳屏上切迹前,下颌骨髁状突后缘凹陷中。

功能:宣达气机,开窍聪耳。

主治:耳鸣、耳聋、牙痛、上龋齿痛。

肺俞

归经:足太阳膀胱经。

位置:第3胸椎棘突下,旁开

1.5寸。

功能:宣通肺气,清热和营。

主治:咳嗽、气喘、胸闷、胸痛、背肌劳损等。

丰隆

归经:足阳明胃经。

位置:小腿前外侧,犊鼻与外侧踝尖连线的中点。

功能:健脾利湿,和胃化痰。

主治:头痛、咽痛、咳嗽、痰多、肢肿、便秘、癫痫。

风池

归经:足少阳胆经。

位置:项后枕骨下两侧,胸锁乳突肌与斜方肌之间凹陷中。

功能:祛风解表,醒脑开窍。

主治:正偏头痛、感冒、项强、鼻衄、鼻塞。

风府

归经:督脉。

位置:后发际正中直上1寸。

功能:清热散风,醒脑开窍。

主治:头痛、项强、眩晕、失音、癫狂、痫证、中风。

风门

归经:足太阳膀胱经。

位置:第2胸椎棘突下,旁开1.5寸。

功能:祛风宣肺,清热消肿。

主治:伤风、咳嗽、发热、头痛、目眩、项强、腰背痛等。

风市

归经:足少阳胆经。

位置:大腿外侧中间,腘横纹上7寸。以手贴于腿外,中指尖下是穴。

功能:活血通络,祛风散寒。

主治:偏瘫、膝关节酸痛、遍身瘙痒、脚气。

肝俞

归经:足太阳膀胱经。

位置:第9胸椎棘突下,旁开1.5寸。

功能:舒肝解郁,和血安神。

主治:黄疸、胁肋痛、吐血、目赤、目眩、视物不清、脊背痛等。

膈俞

归经:足太阳膀胱经。

位置:第7胸椎棘突下,旁开1.5寸。

功能:和血理气,祛痰开膈。

主治:呕吐、噎膈、气喘、咳嗽、盗汗等。

关元

归经:任脉。

位置:前正中线,脐下3寸。

功能:培肾固本,清热利湿。

主治:腹痛、腹泻、痢疾、肾炎、尿路感染、痛经、盆腔炎、子宫下垂、功能失调性子宫出血、阳痿、遗尿等。

关元俞

归经:足太阳膀胱经。

位置:第5腰椎棘突下,旁开1.5寸。

功能:补肾调经,调理下焦。

主治:腰痛、泄泻、遗尿、小便不利等。

合谷

归经:手阳明大肠经。

位置:手背第1、2掌骨之间,约平第2掌骨桡侧的中点处。

功能:清热散风,安神定惊。

主治:头痛、牙痛、咽喉肿痛、手臂肿痛、指挛、口眼㖞斜、便秘、经闭。

环跳

归经:足少阳胆经。

位置:股骨大转子高点与骶管裂孔连线的外1/3与中1/3交点处。

功能:祛风除湿,舒筋利节。

主治:腰腿痛、偏瘫、痔疾、带下。

极泉

归经:手少阴心经。

位置:腋窝正中。

功能:理气活血,消瘀散结。

主治:胸闷、胁肋痛、心痛、心悸、臂肘冷麻等。

夹脊

归经:经外奇穴。

位置:第1胸椎至第5腰椎,各椎棘突下旁开0.5寸。

功能:通利关节,调正脏腑。

主治:脊椎疼痛强直、脏腑疾患,以及强壮作用。

颊车

归经:足阳明胃经。

位置:下颌角前上方一横指凹陷中,咀嚼时咬肌隆起处。

功能:开关通络,祛风调气。

主治:口眼㖞斜、牙痛、颊肿、牙关脱臼、颈强。

肩外俞

归经:手太阳小肠经。

位置:第1胸椎棘突下,正中线旁开3寸。

功能:通络利节,散寒止痛。

主治:咳嗽、肩背痛、颈椎病、肩周炎、上肢疾患。

肩髃

归经:手阳明大肠经。

位置:上肩平举时,肩部出现两个凹陷,于前方凹陷处取之。

功能:通经活络,利节止通。

主治:中风偏瘫、肩关节痛、肩周炎、上肢疾病。

肩贞

归经:手太阳小肠经。

位置:腋后纹尽端上1寸处。

功能:清热开窍,活血化瘀。

主治:耳鸣、耳聋、肩胛痛、上肢麻痹与疼痛。

肩中俞

归经:手太阳小肠经。

位置:第7颈椎棘突下旁开2寸。

功能:清热明目,止咳平喘。

主治:咳嗽、哮喘、肩背痛、肩背风湿、颈椎病。

角孙

归经:手少阳三焦经。

位置:当耳尖处的发际。

功能:聪耳明目,清散风热。

主治:颊肿、目翳、牙痛、项强。

筋缩

归经:督脉。

位置:在后正中线上,第9胸椎棘突下凹陷中。

功能:舒筋活络,清脑醒神。

主治:癫痫、腰背神经痛、强直性痉挛、胃肠痉挛、神经衰弱等。

京门

归经:足少阳胆经。

位置:第12肋游离端的下方。

功能:疏肝理气,清热利尿。

主治:胁肋胀痛、小便不利、水

肿、腹胀、泄泻、肠鸣、呕吐、腰痛等。

睛明

归经:足太阳膀胱经。

位置:目内眦旁0.1寸。

功能:疏风清热,通络明目。

主治:眼病。

居髎

归经:足少阳胆经。

位置:髂前上棘与股骨大转子高点连线的中点。

功能:疏肝健脾,清热利湿。

主治:腰腿痛、髋关节酸痛、疝气。

厥阴俞

归经:足太阳膀胱经。

位置:第4胸椎棘突下,旁开1.5寸。

功能:疏肝理气,和胃止呕。

主治:牙痛、呕吐、咳嗽、胸闷、心痛、胃脘痛等。

昆仑

归经:足太阳膀胱经。

位置:外踝高点与跟腱之间凹陷中。

功能:疏导经气,健腰强肾。

主治:腰痛、头痛、项强、目眩、鼻衄、踝关节扭伤。

阑尾

归经:经外奇穴。

位置:小腿部外侧,在足三里直下1～2寸间压痛最明显处。

功能:调肠腑,通积滞。

主治:急慢性阑尾炎、急慢性肠炎、胃脘疼痛、消化不良、下肢痿痹、胃下垂。

灵台

归经:督脉。

位置:在后正中线上,第6胸椎棘突下凹陷中。

功能:清热通络,止咳平喘。

主治:心脏病、精神和神经病、咳嗽、哮喘、疔疮、胆道蛔虫症、胃痛等。

命门

归经:督脉。

位置:在后正中线上,第2腰椎棘突下凹陷中。

功能:舒经调气,固精壮阳。

主治:遗尿、遗精、阳痿、带下症、子宫内膜炎、盆腔炎、附件炎、头痛、脊柱炎等。

内关

归经:手厥阴心包经。

位置:肘横纹上2寸,掌长肌腱与桡侧腕屈肌腱之间。

功能:理气宽胸,宁心安神。

主治:心痛、心悸、胸闷、胃痛、呕吐、神志失常、失眠、偏头痛。

内庭

归经:足阳明胃经。

位置:足背第2、3趾间缝纹端。

功能:清降胃气,和肠化痰。

主治:牙痛、咽喉肿痛、胃痛、吐酸、腹胀、泄泻、便秘。

膀胱俞

归经:足太阳膀胱经。

位置:第2骶椎棘突下,旁开1.5寸。

功能:补肾调经,调理下焦。

主治:小便不利、遗尿、泄泻、便秘、腰背强痛、遗精。

脾俞

归经:足太阳膀胱经。

位置:第11胸椎棘突下,旁开1.5寸。

功能:健脾利湿,和胃调中。

主治:胃脘胀痛、黄疸、呕吐、消化不良、泄泻、小儿慢惊风等。

气海

归经:任脉。

位置:前正中线,脐下1.5寸。

功能:补肾利水,温固下元。

主治:神经衰弱、腹胀、腹痛、痛经、月经不调、肠麻痹、阳痿、膀胱炎、肾炎、肾绞痛等。

气海俞

归经:足太阳膀胱经。

位置:第3腰椎棘突下,旁开1.5寸。

功能:调补气血,通经活络。

主治:腰痛、痔漏、痛经、月经不调、腿膝不利等。

丘墟

归经:足少阳胆经。

位置:外踝前下方,趾长伸肌腱外侧凹陷中。

功能:通络利节,疏肝利胆。

主治:踝关节痛、胸胁痛。

曲池

归经:手阳明大肠经。

位置:屈肘侧掌成直角,当肘横纹外侧端凹陷中。

功能:疏风解表,调气和血。

主治:发热、牙痛、咽喉肿痛、手臂肿痛、肘痛、高血压。

曲泽

归经:手厥阴心包经。

位置:肘横纹中,肱二头肌腱尺侧缘。

功能:清肺和胃,利气止痛。

主治:心痛、心悸、呕吐、胃痛、泄泻、热病、烦渴、咳嗽、肘臂挛痛。

颧髎

归经:手太阳小肠经。

位置:目外眦直下,颧骨下缘凹陷处。

功能:清热散风,调经化瘀。

主治:口眼㖞斜、牙痛。

人迎

归经:足阳明胃经。

位置:喉结旁开1.5寸,胸锁乳突肌前缘。

功能:通经调气,清热平喘。

主治:咽喉肿痛、喘息、项肿、气闷、头痛、瘰疬、瘿气。

三焦俞

归经:足太阳膀胱经。

位置:第1腰椎棘突下,旁开1.5寸。

功能:调气利水,通利三焦。

主治:肠鸣、腹胀、呕吐、泄泻、腰背强痛等。

三阴交

归经:足太阴脾经。

位置:内踝尖上3寸,胫骨内侧缘后方。

功能:调和脾胃,分利湿热。

主治:失眠、腹胀纳呆、遗尿、小便不利、阳痿、遗精、崩漏、带下。

上巨虚

归经:足阳明胃经。

位置:足三里下3寸。

功能:理脾和胃,疏调理气。

主治:腹泻、便秘、胫前挛痛、下肢瘫痪、脚弱无力。

上髎

归经:足太阳膀胱经。

位置:在第1骶后孔中。

功能:补益下焦,强健腰膝。

主治:肾炎、膀胱炎、遗精、阳痿、月经不调、不孕症、腰肌劳损等。

上脘

归经:任脉。

位置:前正中线,脐上5寸。

功能:调理脾胃,和中化湿。

主治:急(慢)性胃炎、胃扩张、胃痉挛、贲门痉挛、胃溃疡、十二指肠溃疡。

少海

归经:手少阴心经。

位置:屈肘,当肘横纹内侧端与肱骨内上髁连线之中点。

功能:活血行气,宁心安神。

主治:心痛、肘臂挛痛、目眩、头项痛、腋胁痛、暴喑、痫证等。

少泽

归经:手太阳小肠经。

位置:小指末节尺侧,指甲角旁约0.1寸。

功能:通经开窍,活络利乳。

主治:发热、中风昏迷、心痛、乳少、咽喉肿痛等。

身柱

归经:督脉。

位置:在后正中线上,第3胸椎棘突下凹陷中。

功能:宣肺平喘,镇静安神。

主治:支气管炎、肺炎、神经及精神病、瘫痪、发热、胸膜炎等。

神道

归经：督脉。

位置：在后正中线上,第5胸椎棘突下凹陷中。

功能：清热散风,安神定志。

主治：心脏病、神经衰弱、癔病、心动过速、神经及精神病等。

神门

归经：手少阴心经。

位置：腕横纹尺侧端,尺侧腕屈肌腱的桡侧缘凹陷中。

功能：泻热清心,镇静宁神。

主治：心痛、惊悸、怔忡、失眠、健忘、癫痫、遗溺、喘逆等。

神阙

归经：任脉。

位置：位于脐窝正中。

功能：温阳救逆、利水固脱。

主治：泄痢,绕脐腹痛,脱肛,五淋等。

神庭

归经：督脉。

位置：前发际正中直上0.5寸。

功能：清热镇痉,通窍止呕。

主治：头痛、眩晕、失眠、鼻渊、癫痫。

肾俞

归经：足太阳膀胱经。

位置：第2腰椎棘突下,旁开1.5寸。

功能：补肾益气,聪耳明目。

主治：肾虚、腰痛、遗精、阳痿、早泄、月经不调、带下症等。

失眠

归经：经外奇穴。

位置：足底中线与内外踝连线交点处。

功能：镇静安神,止痛。

主治：失眠、足跟疼痛。

水道

归经：足阳明胃经。

位置：前正中线旁开2寸,脐下3寸。

功能：清热利湿,通调水道。

主治：肾炎、膀胱炎、尿闭、腹水、睾丸炎、前列腺炎、附件炎、月经不调等。

水沟（人中）

归经：督脉。

位置：人中沟正中线上1/3与中1/3交点处。

功能：清热开窍,理气益血。

主治：惊风、口眼㖞斜、癫痫、腰肌强痛。

四白

归经：足阳明胃经。

位置：目正视,瞳孔直下1寸,当眶下孔凹陷中。

功能：疏风通络,清头明目。

主治：口眼㖞斜、目赤痛痒、头

痛、眩晕、面肌痉挛。

太冲

归经:足厥阴肝经。

位置:在足背、第1、2跖骨结合部之前凹陷中。

功能:疏肝解郁,平肝息风。

主治:头痛、眩晕、胁痛、遗尿、小便不利、月经不调。

太溪

归经:足少阴肾经。

位置:内踝尖与跟腱之间的凹陷中。

功能:滋阴清热,益肾补虚。

主治:喉痛、牙痛、不寐、遗精、阳痿、月经不调、小便频数、腰痛。

太阳

归经:经外奇穴。

位置:眉梢与目外眦之间后约1寸处凹陷中。

功能:清头明目。

主治:头痛、感冒、目眩、目赤肿痛、口眼㖞斜、牙痛。

天髎

归经:手少阳三焦经。

位置:肩井下1寸。

功能:通经活络,疏筋利节。

主治:颈部、肩部疾病。

天枢

归经:足阳明胃经。

位置:平脐,旁开2寸。

功能:调中和胃,理气健脾。

主治:急(慢)性胃炎、急(慢)性肠炎、细菌性痢疾、肠麻痹、便秘、腹膜炎、痛经、盆腔炎等。

天柱

归经:足太阳膀胱经。

位置:后发际正中直上0.5寸,旁开1.3寸,当斜方肌外缘凹陷中。

功能:清热散风,通经活络。

主治:头痛、项强、鼻塞、肩背痛。

天宗

归经:手太阳小肠经。

位置:肩胛冈下窝中央凹陷处。

功能:清热散结,宽胸解郁。

主治:肩背酸痛、颈项强直、上肢冷痛等。

通里

归经:手少阴心经。

位置:腕横纹上1寸,尺侧腕屈肌腱的桡侧缘。

功能:宁心安神,息风和营。

主治:心悸、怔忡、头晕、咽痛、暴喑、舌强不语、腕臂痛等。

通天

归经:足太阳膀胱经。

位置:头部中线入前发际4寸,旁开1.5寸。

功能:祛风清热,通窍活络。

主治:头痛、眩晕、鼻塞、鼻衄、鼻渊。

瞳子髎

归经:足少阳胆经。

位置:目外眦旁0.5寸,眶骨外缘凹陷中。

功能:清热散风,止痛明目。

主治:头痛、目赤肿痛、目翳。

头维

归经:足阳明胃经。

位置:额角发际之上0.5寸。

功能:祛风泻火,止痛明目。

主治:头痛、目眩、目痛、视物不明、喘逆烦满。

外关

归经:手少阳三焦经。

位置:腕背横纹上2寸,尺桡骨之间。

功能:理气活血,清热散风。

主治:热病、头痛、肘臂手指痛、屈伸不利。

委中

归经:足太阳膀胱经。

位置:腘窝横纹中点。

功能:疏导腰膝,清泄血热。

主治:腰痛、膝关节屈伸不利、半身不遂、腹痛、吐泻、小便不利。

胃俞

归经:足太阳膀胱经。

位置:第12胸椎棘突下,旁开1.5寸。

功能:调中和胃,化湿消滞。

主治:胃痛、腹胀、噎膈、小儿吐乳、消化不良等。

下关

归经:足阳明胃经。

位置:颧弓与下颌切迹之间的凹陷中,合口有孔,张口即闭。

功能:疏风活络,调气止痛。

主治:面瘫、牙痛、耳聋、耳鸣、眩晕。

下巨虚

归经:足阳明胃经。

位置:上巨虚下3寸。

功能:调理肠胃,清热利湿。

主治:小腹疼痛、泄泻、痢下脓血、腰脊痛、乳痈、下肢痿痹、足跟痛。

下髎

归经:足太阳膀胱经。

位置:在第4骶后孔中。

功能:补肾调经,疏利下焦。

主治:腰肌劳损、坐骨神经痛、肠炎、痢疾、前列腺炎、痛经、宫颈糜烂等。

下脘

归经:任脉。

位置：前正中线，脐上2寸。

功能：健脾和胃，消积化滞。

主治：胃扩张、胃痉挛、慢性胃炎、消化不良、肠炎、肠梗阻、肠痉挛、便秘、腹胀等。

心俞

归经：足太阳膀胱经。

位置：第5胸椎棘突下，旁开1.5寸。

功能：疏通心络，宁心安神。

主治：失眠、心痛、心悸、梦遗、盗汗等。

行间

归经：足厥阴肝经。

位置：在足背、第1、2趾间缝纹端。

功能：调经固冲，清肝明目。

主治：头痛、目眩、目赤肿痛、口㖞、痛经、带下、中风、足跗疼痛。

悬钟

归经：足少阳胆经。

位置：外踝高点上3寸，腓骨前缘。

功能：通经活络，强筋健骨。

主治：头痛、项强、下肢酸痛。

血海

归经：足太阴脾经。

位置：屈膝，髌骨内侧端上2寸。

功能：调气和血，宣通下焦。

主治：月经不调、痛经、经闭、膝痛。

血压点

归经：经外奇穴。

位置：第6、7颈椎棘突之间，旁开2寸。

功能：调节血压。

主治：高血压、低血压。

哑门

归经：督脉。

位置：后发际正中直上0.5寸。

功能：安神定惊，通窍增音。

主治：暴喑、舌强不语、癫狂、痫证、头痛、项强。

阳白

归经：足少阳胆经。

位置：目正视，瞳孔直上，眉上1寸。

功能：祛风活络，清热明目。

主治：头痛、目眩、目痛、视物模糊、眼睑𥆧动。

阳纲

归经：足太阳膀胱经。

位置：第10胸椎棘突下，旁开3寸。

功能：清热利胆，和中化湿。

主治：肝胆疾病、蛔虫症、胃肠痉挛、消化不良。

阳谷

归经:手太阳小肠经。

位置:腕背横纹尺侧端,尺骨茎突与三角骨之间的凹陷中。

功能:清热散风,通经止痛。

主治:头痛、目眩、牙痛、耳鸣、耳聋、热病、腕痛。

阳陵泉

归经:足少阳胆经。

位置:腓骨小头前下方凹陷中。

功能:祛风除湿,健骨强筋。

主治:膝关节酸痛、胁肋痛、下肢痿痹、麻木。

腰眼

归经:经外奇穴。

位置:第4腰椎棘突下,旁开3～4寸凹陷处。

功能:壮腰补肾。

主治:带下、腰痛、尿频、消渴、虚劳、月经不调。

腰阳关

归经:督脉。

位置:在后正中线上,第4腰椎棘突下凹陷中。

功能:调益肾气,强壮腰脊。

主治:腰骶神经痛、下肢瘫痪、风湿性关节炎、月经不调、遗精、慢性肠炎等。

翳风

归经:手少阳三焦经。

位置:乳突前下方,平耳垂后下缘的凹陷中。

功能:疏风通络,开窍益聪。

主治:耳鸣、耳聋、口眼㖞斜、牙关紧闭、牙痛。

阴包

归经:足厥阴肝经。

位置:股骨内上髁上4寸,缝匠肌后缘。

功能:疏肝益肾,清热通络。

主治:小腹痛、阳痿、遗精、遗尿、小便不利、月经不调。

阴廉

归经:足厥阴肝经。

位置:足五里上1寸。

功能:疏肝理气,清热除湿。

主治:月经不调、带下、小腹痛。

阴陵泉

归经:足太阴脾经。

位置:胫骨内侧踝后下方凹陷中。

功能:清热化湿,疏调三焦。

主治:腹胀、泄泻、膝关节酸痛、小便不利、月经不调、赤白带下。

阴郄

归经:手少阴心经。

位置:腕横纹上0.5寸,尺侧腕屈肌腱的桡侧缘。

功能:通经活络,清心宁神。

主治:心痛、惊悸、骨蒸盗汗、吐血、衄血、暴喑、喉痹等。

印堂

归经:经外奇穴。

位置:两眉头连线的中点。

功能:清热散风。

主治:头痛、鼻衄、鼻渊、失眠、小儿惊风。

迎香

归经:手阳明大肠经。

位置:鼻翼外缘中点,旁开0.5寸,鼻唇沟中。

功能:泻火散风,宣通鼻窍。

主治:鼻塞、鼻炎、口眼㖞斜。

涌泉

归经:足少阴肾经。

位置:卷足时足前部凹陷处,约在第2、3趾趾缝纹头端与足跟连线的前1/3与后2/3交点上。

功能:滋阴降火,宁神苏厥。

主治:头顶痛、眩晕、昏厥、失眠、小儿发热惊风、便秘。

章门

归经:足厥阴肝经。

位置:第11肋游离端的下方处。

功能:疏肝健脾,降逆平喘。

主治:胸胁痛、胸闷、腹胀、小儿疳积、泄泻等。

支沟

归经:手少阳三焦经。

位置:腕背横纹上3寸,尺桡骨之间。

功能:清热开窍,通调肠胃。

主治:耳鸣、耳聋、暴喑、胁肋痛、便秘。

至阳

归经:督脉。

位置:在后正中线上,第7胸椎棘突下凹陷中。

功能:宣肺止咳,清热利湿。

主治:肝炎、胆囊炎、疟疾、胃痛、胰腺炎、胆道蛔虫症、肋间神经痛等。

中冲

归经:手厥阴心包经。

位置:中指末节尖端中央。

功能:开窍苏厥,清心退热。

主治:心痛、中风昏迷、舌强不语、热病、舌下肿痛、小儿夜啼、中暑、昏厥。

中极

归经:任脉。

位置:前正中线,脐下4寸。

功能:通调冲任,清利膀胱。

主治:遗精、遗尿、尿闭、阳痿、早泄、月经不调、白带过多、不孕、肾炎、盆腔炎等。

中髎

归经：足太阳膀胱经。

位置：在第3骶后孔中。

功能：补肾调经，清热利湿。

主治：腰骶部疼痛、泄泻、便秘、小便不利、月经不调、下肢瘫痪等。

中脘

归经：任脉。

位置：前正中线，脐上4寸。

功能：调胃益脾，温中化湿。

主治：胃炎、胃溃疡、胃下垂、胃痛、呕吐、腹胀、腹泻、便秘、消化不良、神经衰弱等。

子宫

归经：经外奇穴。

位置：脐下4寸，旁开3寸。

功能：升提下陷，调经和血。

主治：子宫脱垂、月经不调、痛经、崩漏、疝气、腰痛。

足临泣

归经：足少阳胆经。

位置：足背第4、5跖骨结合部前方，小趾伸肌腱外侧凹陷中。

功能：泻火息风，明目聪耳。

主治：头痛、目眩、瘰疬、胁肋痛、足跗肿痛、足趾挛痛。

足三里

归经：足阳明胃经。

位置：犊鼻下3寸，胫骨前缘一横指处。

功能：健脾和胃，扶正培元。

主治：胃痛、呕吐、腹泻、便秘、下肢瘫痪、膝胫酸痛、疳积、乳痈、虚痨。

足五里

归经：足厥阴肝经。

位置：大腿根部，耻骨联合的下方，长收肌的外缘，气冲直下3寸。

功能：清热利湿，固尿止遗。

主治：小腹痛、小便不利、遗尿、睾丸肿痛。

标准人体经络穴位图

督脉
Du Meridian

足太阳膀胱经
Bladder Meridian

手阳明大肠经
Large Intestine Meridian

手太阴肺经
Lung Meridian

手少阴心经
Heart Meridian

手厥阴心包经
Pericardium Meridian

任脉
Ren Meridian

足阳明胃经
Stomach Meridian

足少阴肾经
Kindney Meridian

足太阴脾经
Spleen Meridian

足厥阴肝经
Liver Meridian

1	睛明	17	目窗
2	攒竹	18	颔厌
3	眉冲	19	口禾髎
4	曲差	20	迎香
5	五处	21	丝竹空
6	承光	22	囟会
7	承泣	23	上星
8	四白	24	神庭
9	巨髎	25	印堂
10	地仓	26	素髎
11	下关	27	水沟
12	头维	28	兑端
13	瞳子髎	29	鱼腰
14	本神	30	球后
15	阳白	31	上迎香
16	头临泣		

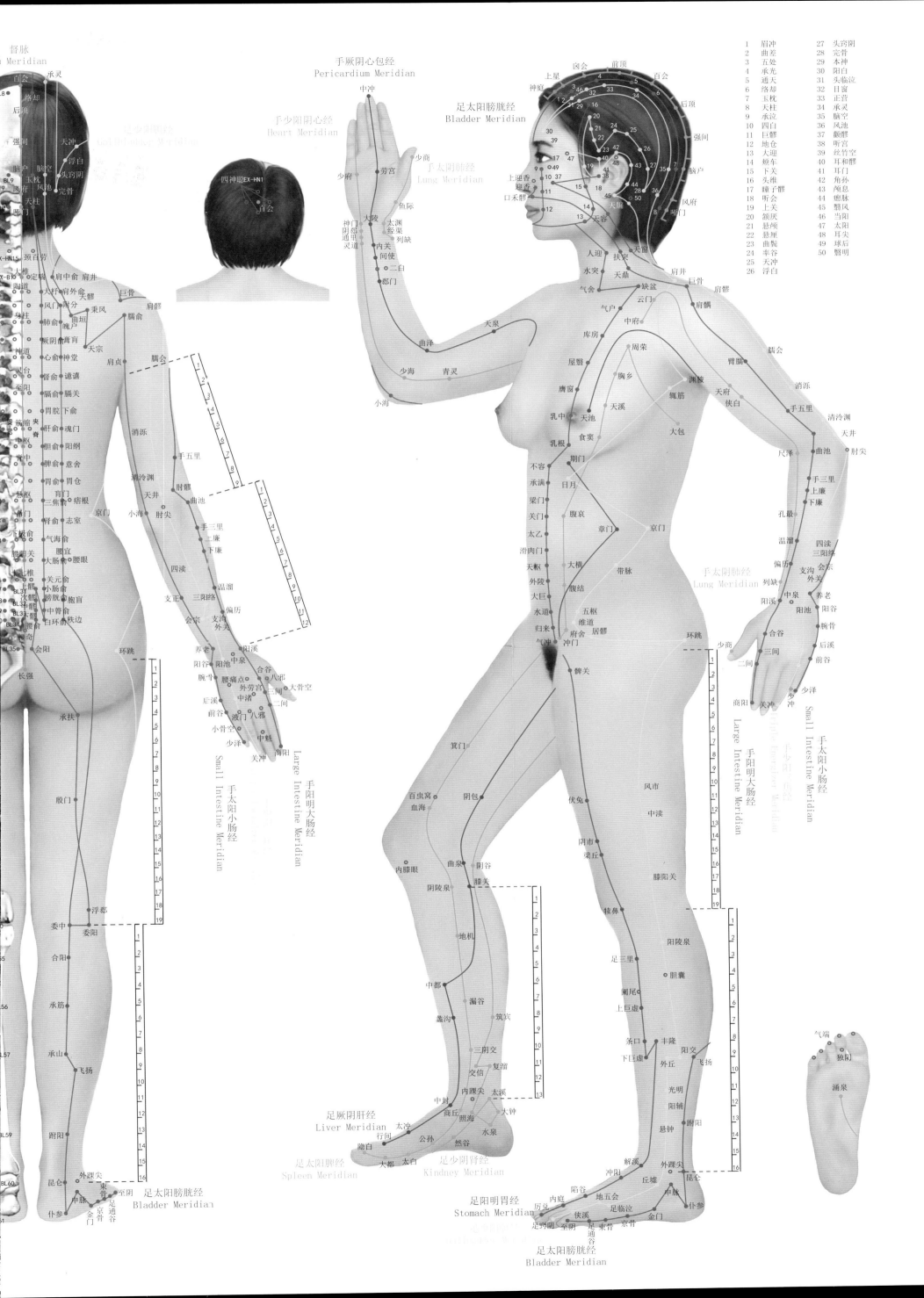